I0425242

INTERVALLFASTEN FÜR ANFÄNGER

ALLES, WAS DU ÜBER INTERMITTIERENDES FASTEN IN BEZUG AUF GESUNDHEIT, KETOGENEN STOFFWECHSEL, FITNESS UND ABNEHMEN WISSEN MUSST.

ISBN: 9781091505483

"Das Fasten ist die Speise der Seele.
Wie die körperliche Speise stärkt, so macht das Fasten
die Seele kräftiger und verschafft ihr bewegliche Flügel,
hebt sie empor und lässt sie über himmlische Dinge
nachdenken."

Johannes Chrysostomos, griechischer Kirchenlehrer

Prolog

Liebe Leserin, lieber Leser, schön, dass du dich auf den Weg gemacht hast um dein Leben zu ändern und zu mir gefunden hast. Auf den folgenden Seiten gebe ich dir alles mit auf den Weg, was du zum Thema Intervallfasten wissen musst. Das ist der leichte Teil der Übung. Der schwere und weitaus wichtigere Teil als das Wissen, ist die Umsetzung. Hier bist DU gefragt. Es gibt das Zitat „Wissen ist Macht" aber ohne Umsetzung bzw. Handeln hat das ganze Wissen keinen Zweck. Wenn du dazu nicht bereit bist, kannst du das Buch gleich wieder bei Seite legen, es wird dir nicht helfen können. Falls du doch dazu bereit bist, an deinem Leben und vor allem an einem enorm wichtigen Bestandteil deiner Gesundheit, etwas zu ändern kann ich dich hier unterstützen und du kannst von all den Vorteilen profitieren und langzeitig eine Veränderung schaffen. Schaffe dir vorab am besten genaue Ziele, was du mit dem Intervallfasten erreichen willst. Warum willst du diese Ziele erreichen? Was steckt genau dahinter? Welches Bedürfnis willst du dir dadurch erfüllen? Zufriedenheit, Selbstliebe, verbesserte Gesundheit, Achtsamkeit oder Aufmerksamkeit? Egal was, es wird dein Motivator und dein Antrieb für die Umstellungsphase sein. Wenn du diese durchgestanden hast, hast du eine neue Routine geschaffen. Genau wie das Zähneputzen wirst du dir darüber keine Gedanken mehr machen müssen. Es geschieht „ganz von allein". Hier ist auch ein massiver Unterschied zu vielen anderen Diäten die es gibt. Hier muss ständig Energie und

Aufmerksamkeit aufgewendet werden. Zudem sind diese meist nur für einen kurzen Zeitraum geplant. Aber all diese Unterschiede und Details erfährst du im Buch. Viel Spaß damit!

Kein neuer Trend

Wenn du anfängst dich mit den Trends der Ernährung/Ernährungsmedizin zu beschäftigen, wirst du bei einer genauen Recherche geradezu mit Ernährungsmethoden, Nahrungsergänzungsmitteln, Diäten, Paradigmen und teilweise Ernährungs-Religionen überschwemmt.

Als ganz normaler Mensch, der für sich selbst eine Ernährungsmethode finden möchte, die gut in den individuellen Alltag passt, bedeutet dass: stundenlanges, ja eventuell tagelanges recherchieren, was meist zu mehr Verwirrung führt als davor...

Nicht nur das eigene Recherchieren überflutet einen mit einer Fülle an Informationen, dann gibt es ja auch noch Freunde oder Verwandte, mit denen du das Thema vielleicht besprichst. Dies führt dazu, dass noch viele weitere Meinungen auf dich einprasseln, Erfahrungen, die Freunde mit dieser oder jener Ernährungsmethode gemacht haben, was sie hier oder da gelesen haben und was dieser oder jene erzählt und gehört hat. Nicht alles, was bei anderen funktioniert oder sich gut in deren Alltag einfügt, ist auch für dich richtig und zielführend.

- Der Alltag eines Jeden ist unterschiedlich!
- Die Ernährungsweise eines Jeden ist anders!
- Die Jobs sind unterschiedlich (Büro oder Baustelle, Kantine oder Brotzeitbox).
- Ist man Single oder hat man Familie mit Kindern?
- Nehme ich schnell zu oder kann ich den ganzen Tag Süßes essen, ohne zuzunehmen?

Hinzu kommt eine Flut an Informationen, bei welchen Krankheiten Intervallfasten vorbeugen oder sogar deren Verlauf positiv beeinflussen kann. UND jeder Mensch ist anders!

Jennifer Lopez (US Sängerin und Schauspielerin) macht es, Miranda Kerr (australisches Model) macht es und auch Hollywood-Star Hugh Jackman hat sich damit für seine Filmrolle "Wolverine" in Form gebracht. In Deutschland ist die Ernährungsform sogar unter der "Hirschhausen" Diät bekannt, mit der der Moderator und Mediziner Dr. Eckart von Hirschhausen 10 Kilo abgenommen hat und sogar dafür wirbt. Intervallfasten scheint ein neuer Trend zu sein, obwohl dies schon einmal vor 25 Jahren unter dem Namen "Dinner Cancelling" bekannt war. In Wirklichkeit aber praktizieren die Menschen Intervallfasten schon, ja man kann sagen, solange es die Menschheit gibt.

Sehen wir uns die Geschichte der Menschheit an, kann man ganz klar sagen: Intervallfasten ist eigentlich die ursprüngliche Ernährungsform der Menschen! Vor tausenden von Jahren, ja noch vor nicht mal 100 Jahren, waren die Menschen auf das angewiesen, was ihnen die Natur als Nahrung zu bieten hatte. Regelmäßige Mahlzeiten waren meist Fehlanzeige. Die Nahrungsmittel waren stark abhängig von dem Ort, wo man lebte, der Jahreszeit, war es gerade eine friedliche Zeit oder herrschte Krieg, wurden Ernten kurz vor dem Einbringen von Regenmassen weggespült, zerstörte eine Dürre alles, was einen durch den Winter bringen sollte, und so weiter. Die Gründe, gegen eine regelmäßige und konstante Nahrungsaufnahme waren vielzählig. Es gab Zeiten, wo man nicht wusste, ob man am Folgetag etwas zu essen hatten, und wenn ja, ob es ausreichte, um satt zu werden.

Heute gehen wir in einen Supermarkt und stehen einem extremen Überangebot an Lebensmitteln gegenüber.

Auch in Religiösem Hinblick ist der Nahrungsverzicht vertreten. In allen Religionen gibt es Fasten Rituale und somit hat Fasten auch in den meisten Kulturen eine lange Tradition.

- Judentum: Jom Kippur, Das Gedalja-Fasten, Fasten vor dem 9. AW, ...
- Islam: Ramadan (Auch eine Art Intervallfasten, wenn auch ohne Trinken)
- Hinduismus: Fasten um zu büßen, um Segen zu erbitten oder zu Ehren
- Christentum: Fastenzeit vor Ostern
- Buddhismus: Fasten bei Meditationen
- ...

Das Wissen um die positive Wirkung des Fastens ist dementsprechend schon sehr alt. Bewusst gefastet wurde aus den unterschiedlichsten Gründen:

- Reinigung des Körpers und der Seele
- spirituelle Energien entfalten
- den Geist während der Fastenzeit durch Meditation zu reinigen
- ...

Fazit daraus: Fasten, ja ganz besonders das Intervallfasten liegt uns eigentlich im Blut. Es ist etwas, das sich auch heute noch in der menschlichen Genetik wiederfindet und dadurch ist es eine ganz natürliche Art des Fastens, die für die heutige Zeit nur wiederentdeckt wurde.

"Fasten betrifft den ganzen Menschen,
jede einzelne seiner Körperzellen,
seine Seele und seinen Geist."

Dr. Hellmut Lützner, Arzt und Autor

Was ist Intermittierendes Fasten?

Intermitterre kommt aus dem lateinischen und bedeutet: unterbrechen oder aussetzen. Intermittierendes Fasten wird auch Teilzeit Fasten, periodisches Fasten, Kurzzeit Fasten oder eben Intervallfasten genannt. Es ist eigentlich eine Art „Stundenplan", "reguliertes Essen", oder auch „Essrhythmus". Du profitierst von den Vorteilen des Fastens, ohne aber den Stress und das Schwächegefühl von richtigem tagelangem Hunger zu haben. Beim intermittierenden Fasten legt jeder individuell seine Zeitfenster fest, in denen die Nahrung zugeführt wird. Das Schöne sind die unterschiedliche „Stundenpläne" aus denen man auswählen kann. Welches der möglichen Fasten Modelle nun das für dich richtige ist, hängt vor allem von deinen individuellen Gegebenheiten, deinem Tagesablauf, deiner familiären Situationen, deiner Inneren Uhr, deinen Gewohnheiten und deinen Vorlieben ab. Das Intervallfasten hilft auch dabei, die unterschiedlichsten Prozesse im Körper wieder zu verbessern oder neu auszurichten:

- Blutwerte verbessern
- Cholesterinwerte verbessern
- deinen Fettstoffwechsel wieder zu beschleunigen
- Krankheiten vorzubeugen
- im Körper Reparaturprozesse anzuregen
- deine Stressresistenz zu verbessern
- eine schönere Haut zu bekommen

- sich wieder glücklicher zu fühlen
- und vieles weitere, aber dazu später mehr

Intermittierendes Fasten ist keine Diät, vielmehr wird es nach der Übergangsphase zu einer Ernährungsform, einem neuen Lebensstil!

"Im Fasten verwendet nun der Organismus die sonst für die Verdauung tätigen Energien sofort zur Abheilung der jeweils erkrankten Bezirke unter "sachverständiger" Leitung des "Inneren Arztes", den der alte Paracelsus den "Archaeus", den Urarzt, nannte."

Dr. Otto Buchinger sen., Gründer einer Fastenklinik

Was passiert beim Fasten?

Unser Organismus hat über Jahrtausende die Fähigkeit behalten, Energie zu speichern und in Nahrungspausen von diesen Reserven zu leben. Unsere Fettspeicher, Kohlenhydratspeicher und Proteinspeicher, sind bei einer gesunden und ausgewogenen Ernährung immer gefüllt. Beim Fasten schaltet unser Stoffwechsel um. Bildlich kannst du dir das so vorstellen: Von außen kommt keine Nahrung mehr. Dein Organismus/Körper braucht aber weiterhin Energie, um weiter funktionieren zu können. Er schaltet dann um auf eine Versorgung von Innen. Er bezieht seine Energie aus den erwähnten, körperinternen Speichern. Versorgt sich der Körper aus seinen Reserven, ist schon einmal dein gesamtes Verdauungssystem entlastet und befindet sich praktisch in einem Ruhezustand. Da nun ein Teil „Kraft" verfügbar ist, hat der Organismus genug Power seine Selbstheilungskräfte zu mobilisieren. Daraufhin setzt dann auch bald die Ketogenese ein. Hier werden aus den körpereigenen Fettsäuren sogenannte Ketonkörper gebildet. Sie sind in der Folge dafür verantwortlich, dass sich das Hungergefühl nach und nach vermindert und stehen zudem zur Energiegewinnung zur Verfügung. Proteine werden in den Fasten Phasen nur wenig genutzt. Aber schon der geringe Proteinabbau bewirkt, dass sich der Mikroabfall (alte, abgestorbene Zellteile), der sich in unseren Zellen befindet entsorgt wird. Diesen Vorgang nennt man Autophagie (Selbstverdauung). Die Zellen werden praktisch gereinigt und sind wieder jünger und frischer. Bei diesem Prozess bauen unsere Körperzellen unbrauchbare Bestandteile, wie Beispielsweise beschädigte Zellbestandteile oder fehlgefaltete Proteine ab. Unsere Zellen verwerten diese Abfallprodukte, um daraus neue Bausteine zu gewinnen und nutzen diese als Brennstoff, ähnlich der Energiegewinnung aus Fettreserven bei einem Kaloriendefizit. Ohne diesen Prozess würde sich zellulärer Müll in den Zellen ablagern und langfristig eine reibungslose Zellfunktion behindern. Autophagie ist also auf der einen Seite ein Notfallsystem in nahrungsarmen Zeiten und gleichzeitig auch ein elementarer Recyclingprozess der Zellen. Dieser Vorgang ist es auch, den man umgangssprachlich „Entschlackung" nennt (wissenschaftlich betrachtet gibt es diesen Begriff nicht) und ist somit dafür zuständig bösartige Bakterien, entartete Zellen und Ablagerungen schon im Anfangsstadium abzubauen, bevor diese sich verbreiten können. Vorausgesetzt natürlich, der Körper bekommt die Gelegenheit dazu, aber da sind wir ja gerade dabei.

"Wer stark, gesund und jung bleiben will, sei mäßig, übe den Körper, atme reine Luft und heile sein Weh eher durch Fasten als durch Medikamente."

Hippokrates von Kos, griechischer Arzt, »Vater der Heilkunde«

Gesundheitliche Vorteile

Grundsätzlich gibt es zum Intervallfasten kaum medizinischen Studien, die eine hohe wissenschaftliche Beweiskraft haben. Erwiesen ist aber, dass das Intervallfasten für viele Menschen wesentlich einfacher durchzuhalten und nachhaltiger ist, als eine Diät nach der anderen auszuprobieren und dann meist anschließend wieder im Jo-Jo-Effekt gefangen zu sein. Der Einstieg ins Intervallfasten bedeutet anfänglich ein Maß an Selbstdisziplin und Durchhaltevermögen, bis sich die neue Gewohnheit etabliert hat. Ist das gewählte Modell dann aber in den Alltag integriert und hat sich dein Körper an den gewählten Rhythmus gewöhnt, dann ist das Intervallfasten so etwas wie ein „Selbstläufer". Welche Auswirkungen hat aber nun Intervallfasten auf deinen Körper?

Körpergewicht

Wie du sicherlich weißt, kann der Körper längere Zeit ohne Nahrung gut überstehen. Wenn es darauf ankommt, sind gut drei Wochen möglich. Was der Körper aber zwingend benötigt ist ausreichend Flüssigkeit. Deshalb: Trinken, Trinken, Trinken, denn ohne Flüssigkeit bekommt der Körper sehr schnell Probleme. In diesen Nahrungskarenz Phasen sollten 3 Liter am Tag den Körper durchspülen. Der Unterschied zwischen Intervallfasten und den vielen hochgepriesenen Diäten ist einfach zusammenzufassen: da dein Körper im Intervallfasten kontinuierliche Fasten Phasen hat und die Nahrungsaufnahme in den Essphasen gesund und ausgewogen ist, gerätst du nicht in die Falle des Jo-Jo-Effekts, den es bei allen Diäten oft gibt. Die Essenspausen während der Fasten Stunden führen dazu, dass sich dein Körper aus den körpereigenen Reserven ernährt. Somit werden gespeichertes Glykogen (Kohlenhydrat-Energiespeicher in Leber und Muskeln) und Fettreserven „aufgefressen". Für den Stoffwechsel bedeutet das: er lernt schneller zwischen der Kohlenhydrat Verbrennung und der Fettverbrennung hin und her zuschalten. Du gelangst dann in einen sogenannten „ketogenen Stoffwechsel": Ab einem gewissen Zeitpunkt – vor allem, wenn du dich bewusst ausgewogen und gesund ernährst und deine Kohlenhydrat Aufnahme auch so niedrig wie möglich hältst – ist in deinen Muskeln und in der Leber nicht mehr genug Glykogen für die Energiegewinnung vorhanden. Zu diesem Zeitpunkt werden dann Ketone gebildet, die nun aus den körpereigenen Fettreserven Energie produzieren. Durch die Kalorienreduzierung und den Wechsel in einen ketogenen Stoffwechsel während des Intervallfastens ist es so möglich, im Laufe der Zeit, eine Körperfettreduzierung von bis zu 90 % zu erreichen. Dies hört sich viel an, aber wenn Intervallfasten mit großer Disziplin und Durchhaltevermögen über einen langen Zeitraum durchgeführt wird, ist dies ein erwiesener Wert. Aber auch hier solltest du immer beachten: jeder Körper ist unterschiedlich, erreicht den ketogenen Stoffwechsel unterschiedlich schnell und baut dann auch die körpereigenen Reserven unterschiedlich ab. Bei manchen

Menschen purzeln die Pfunde am Anfang schnell und danach nur noch langsam. Bei anderen Menschen stellt sich eine kontinuierliche – aber auch langsamere – Gewichtsreduzierung ein. Gerade bei diesen Menschen gilt: nicht aufgeben! Die positiven Effekte einer Gewichtsabnahme zeigen sich aber bei allen: deine Stimmung wird besser, du bist weniger reizbar, dein Selbstwertgefühl wird wieder größer!

Stoffwechsel

Aus den wenigen Informationen, die wissenschaftlichen Studien zum Thema Intervallfasten liefern, hat sich aber ergeben:

- Fette (vor allem Bauchfett) werden durch die neue Flexibilität des Fettstoffwechsels und den ketogenen Stoffwechsel reduziert
- deine Stressresistenz verbessert sich
- Entzündungsprozesse in deinem Körper werden viel früher und auch besser von deinem Körper selbst reguliert
- deine Insulinresistenz wird positiv beeinflusst (eine gleichmäßige Insulinausschüttung verringert Hungerattacken)

Obwohl es nur eine sehr geringe Anzahl an wissenschaftlichen Studien mit Beweiskraft gibt, die sich mit Intervallfasten beschäftigen, haben Wissenschaftler und Ärzte positive Erfahrungen aus der täglichen Praxis.

- Blut
  die (Langzeit)Blutwerte verbessern sich.
- Leber
  in der Leber wird eine erhöhte Insulinsensitivität erkennbar

- Darm
  im Darm kommt es zu weniger Entzündungen und die Energieaufnahme kann verringert sein
- Muskel
  auch im Muskel kommt es neben einer erhöhten Insulinsensitivität zu weniger Entzündung und als Folge zu einer gesteigerten Effektivität
- Fettzellen
  der Fettstoffwechsel wird in einigen chemischen Prozessen sehr positiv verändert, was einen Fettabbau unterstützt
- Herz
  der Ruhepuls vermindert sich, der Blutdruck wird niedriger und die Belastbarkeit in Stresssituationen wird verbessert
- Gehirn
  Auch im Gehirn erhöht sich die Belastbarkeit bei Stresssituationen. Die kognitiven Funktionen verbessern sich und es gibt auch hier weniger Entzündungserscheinungen.

Alterungsprozess

Ab wann und wie schnell jeder Mensch altert, ist uns durch unsere Genetik, speziell der Epigenetik mitgegeben. Das bedeutet, dass bestimmte Faktoren wie z. B. Ernährung entscheiden ob ein bestimmtes Gen überhaupt erst aktiviert wird. Das heißt, nicht jeder der die Gene zum "altern" hat muss es zwangsläufig auch. Durch all die positiven Effekte in unserem Körper die das Intervallfasten bewirkt, wird aber dein individueller Alterungsprozess verlangsamt. Erwiesen ist, dass durch das Fasten und die neu aufgebaute Stressresistenz z. B. die Zellen besser vor DNA Schäden geschützt werden. Im Hungermodus schüttet die Hirnanhangdrüse zudem Wachstumshormone aus, die neue, frische Zellen aufbauen lässt.

Diabetes

Forscher des Salk Institute in Kalifornien haben aber die Auswirkung von Intervallfasten an übergewichtigen und an Diabetes erkrankten Mäusen getestet. Für den Versuch haben sie die 7: 4 Methode angewandt: 7 Tage durften die Mäuse unkontrolliert fressen, dann folgte eine Fastenperiode von 4 Tagen. Schon nach wenigen Monaten waren die Mäuse von ihrem Diabetes geheilt! Dies hatte einerseits mit dem Gewichtsverlust während der Fastenperioden zu tun, aber entscheidend war, was sich in Zusammenhang mit der Bauchspeicheldrüse (Insulinproduktion) geschah: Diabetes wird ja bekanntlich durch einen erhöhten Blutzuckerspiegel (Überschuss an Glukose) ausgelöst. Ist man gesund, veranlasst das Insulin unsere Zellen dazu, die Glukose direkt aus dem Blut aufzunehmen. Ist man an Diabetes (hier Typ 2) erkrankt, verlieren diese Zellen ihre Sensitivität gegenüber Insulin was dann wiederum dazu führt, dass die Bauchspeicheldrüse kein Insulin mehr produziert. Bei den Diabetes Mäusen der Forschungsstudie hat die Bauchspeicheldrüse nach den Fastenintervallen wieder angefangen Insulin zu produzieren. Somit war die Bauchspeicheldrüse wieder in der Lage Reparaturmechanismen in Gang zu setzen und die Zellregeneration anzukurbeln. In der Folge konnte dann beobachtet werden, dass sich die Bauchspeicheldrüse während der Fastenperiode von 4 Tagen verkleinerte und in der 7 tägigen Essensperiode wieder größer wurde. Durch diesen Wechsel von kleiner und größer werden, hat sich die Bauchspeicheldrüse so stark regeneriert, dass sie wieder ein gesundes und voll funktionsfähiges Organ wurde. Das kommt einem fast wie ein Wunder vor und der leitende Wissenschaftler dieser Mäuse Studie, Satchidananda Panda hat sich dann verständlicherweise gefragt, ob Intervallfasten bei an Diabetes erkrankten Menschen die gleichen Effekte haben kann. Mit einer klinischen Untersuchung und 100 übergewichtigen Diabetes Probanden hat er dann den folgenden Test durchgeführt: Ein Intervall dauerte 30 Tage. Innerhalb dieser 30 Tage war es den Probanden 25 Tage lang erlaubt, sich ohne Einschränkungen zu ernähren. Die verbleibenden 5 Tage war die Essenszufuhr gemäß einem vorgegebenen Plan eingeschränkt. Nach nur 3 Monaten (3 Zyklen) gab es sehr große Verbesserungen in Bezug auf den Blutzuckerspiegel und dies ohne irgendwelche Nebenwirkungen. Nach diesen beeindruckenden Ergebnissen können wir nur hoffen, dass es in Zukunft noch mehr wissenschaftliche und klinische Studien zu diesem Thema gibt. Einer großen Anzahl von an Diabetes erkrankten Menschen könnte auf diese Weise geholfen werden. Ohne die Einnahme, der mit vielen Nebenwirkungen belasteten Diabetes Medikamente, hat der Körper durch das Intervallfasten die Möglichkeit sich selber zu heilen. Hier könnte auch Klarheit geschaffen werden, welche Diabetes Typen am besten auf das Fasten reagieren.

Krebs

An der Universität von Texas wurde in einer Studie untersucht, welche Auswirkung Intervallfasten auf Leukämie hat. Kinder erkranken vor allem an ALL (akute lymphoblastische Leukämie). Erwachsene hingegen erkranken meist an einer AML (akute myeloide Leukämie). Nur 15 % erkranken an ALL. Im Falle der ALL sind die B- und T Zellen der weißen Blutkörperchen (Immunabwehr) betroffen. Bei der AML sind die Makrophagen und Granulozyten der weißen Blutkörperchen betroffen. Sowohl in der ALL als auch der AML bleiben die genannten Zellen in einem unreifen Zustand und können so, die ihnen zukommenden Aufgaben nicht erledigen. Durch ihre unkontrollierte Vermehrung verdrängen sie die gesunden Zellen bis dass es zu einer Anämie (Blutarmut) und somit zu häufigen Infekten kommt. Wie bei Krebserkrankungen üblich, wandern kranke Zellen in gesundes Gewebe, wo sie weitere große Probleme verursachen. Wie kann Intervallfasten nun dazu führen, das Krebszellen verschwinden? In Tests mit an ALL erkrankten Mäusen hat das Intervallfasten bewirkt, dass die Krebsentwicklung komplett gehemmt wurde. Das bei diesen Tests gewählte Intervall war 1:1 - alternierend 1 Tag essen, 1 Tag fasten. Bereits nach 7 Wochen (!) waren bei den meisten Mäusen die Krebszellen fast vollständig verschwunden. Die Organe waren wieder gesund und die geringe Anzahl an noch vorhandenen Krebszellen verhielten sich wie aktive und gesunde Zellen. Die Mäuse der Testgruppe, die weiterhin „normal" ernährt wurde, zeigte hingegen eine Vermehrung an Krebszellen.
Eine weitere Studie wurde vom "Journal of American Medical Associations" publiziert. Zirka 2400 Frauen, die

an Brustkrebs erkrankt sind und im Alter zwischen 27 und 70 Jahren waren nahmen daran teil. Ergebnis der Studie war, dass das Rückfallrisiko der Patientinnen, die mindestens 13 Stunden am Tag fasteten um 36% reduzierte! Eine Erkenntnis, die leider noch nicht vorliegt, ist der Langzeiteffekt, genauer die Frage: Wird das Intervallfasten unwirksam, wenn sich die Krebszellen an den Rhythmus gewöhnt haben? Die Frage kann ich hier leider nicht beantworten. Hier bedarf es noch weiterer Studien und Tests. Intervallfasten kann aber für an ALL und AML erkrankten Menschen – gerade in einem frühen Stadium – eine Möglichkeit sein, die erkrankten Zellen wieder zu gesunden. Nebenwirkungen (wie z.B. massiv bei einer Chemotherapie) gibt es nicht und es ist sicherlich einen Versuch wert. Heilversprechen kann (und darf) ich natürlich keines aussprechen. Auch wird es interessant sein, ob auch bei anderen Krebsarten gleiche oder ähnliche Erfolge der Zellregeneration erzielt werden können.

Neurodegenerative Erkrankungen

Alzheimer ist weltweit die am häufigsten auftretende neurodegenerative Erkrankung und ist aktuell nicht heilbar. Aus diesem Grund ist es wichtig, nach Möglichkeiten zu suchen, um das Ausbrechen der Krankheit zu verhindern. Erste Studien zeigen, dass Intervallfasten das Potenzial hat, einen Ausbruch zu verhindern oder aber die Schwere des Verlaufs zu verringern. Bei 9 von 10 Patienten, bei denen Intervallfasten ausprobiert wurde, zeigten sich eine sehr starke Verbesserung der Alzheimer Symptome. Auch bei

Huntington und Parkinson deuten Studien darauf hin, dass Intervallfasten vor diesen Krankheiten schützen kann.

Gehirn

Die Autophagie, die einleitend erklärt wurde (Recyclingprozess) spielt mit zunehmendem Alter eine große Rolle, denn sie verliert ihre Fähigkeit ineffektive und alte Organellen (Teile des Zellplasmas) in ihre Bestandteile zu zerlegen und aus diesen dann wieder neue Zellen aufzubauen. Dadurch kommt es zu immer mehr Zellschäden, was sich gerade im Gehirn besonders intensiv auswirkt. Alzheimer kann z.B. durch eine Ablagerung solcher Plaques entstehen, wobei die Ursachen noch wirklich geklärt sind. Durch das Intervallfasten wird hier gewissermaßen ein Kreislauf wieder angeregt:

- Bekommt der Körper weniger/ keine Nahrung, so greift er auf andere Quellen im Körper zurück.
- Zur Energiegewinnung sind dies vor allem Fettspeicher.
- Zur Herstellung von Proteinen und anderen Molekülen sind Aminosäuren nötig.
- Proteine werden durch die Autophagie in Aminosäuren zerlegt.
- Der Körper nimmt hierzu aber zuerst die Proteine, die schon älter sind und nicht mehr effizient funktionieren.
- Der Molekül Abfall in den Zellen wird so verringert und die Proteine werden erneuert.

Es gibt noch eine weitere Möglichkeit, wie dieser Autophagie-Prozess in Gang gesetzt werden kann. Diesen Prozess hat der österreichische Molekularbiologe Dr. Slaven Stekovic erforscht. Dies kann durch einen Stoff in bestimmten Lebensmitteln ausgelöst werden, der Spermidin heißt. Dieser Name hat Ähnlichkeiten mit dem Wort Sperma, was nicht zufällig ist, da dieser Stoff hier zum ersten Mal entdeckt wurde. Die Wirkung des Spermidins und der daraus resultierenden Autophagie wurde bereits erfolgreich an Fruchtfliegen untersucht, bei denen eine erhebliche Verbesserung des altersbedingten Erinnerungsverlusts zu beobachten sind. Besonders spermidinhaltige Lebensmittel sind folgende:

- Weizenkeime
- Cheddar (12 Monate)
- Nüsse
- Pilze
- Erbsen
- Brokkoli
- Blumenkohl
- Polenta

Psyche

Warum überlegst du mit dem Intervallfasten zu beginnen?

- Du möchtest deine Ernährung langfristig umstellen, dich gesünder und bewusster ernähren!
- Du möchtest dein Gewicht wieder in den Griff bekommen!

- Du möchtest wieder glücklicher sein!

Glücklicher sein? Ja, auch das ist ein überaus positiver Nebeneffekt des Intervallfastens, den du oft schon nach 2–3 Tagen des Nahrungsverzichts bemerken kannst. Durch das regelmäßige Fasten erhöht sich dein Serotoninstoffwechsel. Und Serotonin ist ja bekanntlich das menschliche Glückshormon. Du verspürst Glück, wenn du merkst, dass deine Waage weniger anzeigt! Du bist glücklich, weil du es wirklich schaffst erfolgreich zu fasten, dich an die Intervalle zu halten! Du bist auf einmal glücklich, weil du feststellst, dass du es durch deine Selbstdisziplin schaffst, nicht mehr der Versuchung zu erliegen, schnell zu dieser oder jener „wirklich leckeren" Kalorienbombe als Snack zu greifen. Kurz gesagt: deine ganze Stimmung stabilisiert sich zunehmend. Beim Heilfasten ist sogar der Begriff des "Fastenhighs" im Gebrauch. Was in den kommenden Jahren interessant zu verfolgen sein wird, sind neue wissenschaftliche Ansätze, die belegen, dass ein regelmäßiges Fasten auch zur Bekämpfung und Vorbeugung unterschiedlicher neuronaler Erkrankungen beitragen kann.

Fettleber

Begünstigt durch das reichliche und ständig vorhandene Angebot an Nahrung in unserer Zeit und den meist auch vorhandenen Bewegungsmangel, sind immer mehr Menschen übergewichtig. Dies hat zur Folge, dass irgendwann auch der Stoffwechsel nicht mehr richtig funktioniert und es zu Beschwerden wie Herz-Kreislauf-Erkrankungen und Diabetes kommt. Intervallfasten kann dabei helfen, dass der Stoffwechsel wieder zurück ins Gleichgewicht findet. Untersucht wurde von einem Forscherteam in München das Protein GADD45ß - ja das heißt wirklich so! (Growth Arrest and DNA-damage inducible 45ß = Wachstumsstopp und durch DNA-Schädigung induzierbar). Dieses Protein steht mit dem Zellzyklus in Verbindung, repariert Erbgutschäden und ist auch bei der Regulierung des Stoffwechsels mit eingebunden. In Tests an Mäusen wurde nachgewiesen, dass die Tiere, denen GAAD45ß fehlte, sehr viel schneller eine Fettleber bekamen, da es die Fettsäuren Aufnahme in der Leber steuert. Wurde nun dieses Protein wiederhergestellt, so normalisierte sich der Fettgehalt der Leber und auch der Zuckerstoffwechsel verbesserte sich. Auch bei Menschen konnte dann bestätigt werden: je niedriger der GAAD45ß Wert ist, umso erhöhter ist die Fettanreicherung in der Leber und umso höher ist auch der Blutzuckerspiegel. Fasten bedeutet für die Zellen der Leber Stress. Durch diesen Stress wird die Leber dann aber angeregt mehr GAAD45ß zu produzieren und der Körper passt sich an die neue, verringerte Nahrungsaufnahme an. Den Stoffwechsel durch Intervallfasten wieder in ein Gleichgewicht zu bringen, ist somit wesentlich sinnvoller und nachhaltiger, als Medikamente einzunehmen. Vermeidet man eine Fettleber, hat dies dann wiederum Einfluss auf Herz-Kreislauf-Erkrankungen, Insulinresistenz und eventuell auch auf das Wachstum von Krebszellen.

Fibromyalgie

Fibromyalgie kann auch mit Faser-Muskel-Schmerz beschrieben werden. Es ist ein chronischer Zustand von Schmerzen an Muskel- und Sehnenansätzen, dessen Ursache bis heute nicht bekannt ist. Fibromyalgie hat eine Vielzahl von Symptomen, die aus diesem Grund auch oft zu Fehldiagnosen führen. Auch eine Abgrenzung zu Rheuma und anderen Infektionserkrankungen (Borreliose) ist wichtig, da die Symptome bei diesen Erkrankungen sehr ähnlich sind. Die vielfältigen Begleitsymptome von Fibromyalgie sind Kopfschmerzen, Schlafstörungen, Erschöpfung, Nervosität, Beinkrämpfe und auch depressive Verstimmungen. In der Therapie wird vor allem Sport, Krankengymnastik, Entspannungstechniken und auch Antidepressiva eingesetzt. Alternativ ist das Intervallfasten eine gute Ergänzung. Denn Fasten wirkt Schmerzmindernd. In einer Studie aus den Jahren 2005 – 2013 konnte bei Fibromyalgie Patienten mit ganz unterschiedlichen Krankheitsverläufen eine schnell eintretende Reduzierung der Schmerzen und bei einigen auch eine komplette Beschwerdefreiheit nachgewiesen werden. Bis auf die Ergebnisse dieser Studie gibt es aber leider keine speziellen Forschungen, die den Zusammenhang zwischen Intervallfasten und einer Heilung von Fibromyalgie nachweisen. Intervallfasten schadet aber Fibromyalgie Patienten auf keinen Fall und kann eventuell Linderung nach langen Jahren chronischer Schmerzen bewirken.

Entgiftung und Regeneration des Körpers

Hauptsächlich bedingt durch das Überangebot an Nahrungsmitteln essen wir heute zu viel und zu häufig. Dieses Essen über den eigentlichen Grundbedarf hinaus beeinträchtigt den natürlichen Erneuerungs- und Reinigungsprozess in unseren Körpern. Der Markt hat mit speziellen Entschlackungs- und Entgiftungsprodukten darauf reagiert. Nur nützen die Präparate überhaupt nichts, wenn nicht die Art und Weise der Nahrungsaufnahme auch nachhaltig geändert wird. Wie die Geschichte des Fastens zeigt, ist der Mensch ja nicht von Natur aus so konzipiert, dass er eine permanente Nahrungszufuhr benötigt. Ein konstanter Wechsel von Nahrungsaufnahme und Hungerphasen ist für den Stoffwechsel viel effektiver. Hormone und andere Stoffe wie Adrenalin, HGH, Glukagon, etc. bewirken bei Hunger eine Belebung und Aktivierung. Im Prinzip signalisiert der Körper: bewege dich, werde aktiv und mach dich auf die Suche nach Nahrung. Der Körper fängt an seine Fettreserven zur Energiegewinnung heranzuziehen, die Verdauung ruht, während die Fettverbrennung voll aktiv ist. Das Protein Sirtuine wird nur im Hungerzustand ausgeschüttet und überprüft und repariert alle Körperzellen (auch DNS). Immer wenn der Körper gerade anfängt diesen Prozess einzuleiten, essen wir wieder etwas und so kann eine Entschlackung und Entgiftung nie richtig in Gang kommen. Ein ideales Modell für die Entgiftung und "Entschlackung" des Körpers ist 16:8. Der Körper hat hier 16 Stunden Zeit, den Regenerations- und Entschlackungsprozess ungestört einzuleiten und durchzuführen. Auch der Darm wird gereinigt. Die im Zeitfenster von 8 Stunden aufgenommen Nahrung wird dann viel besser von Körper aufgenommen und verwertet.

"Die Fastenzeiten sind Teil meines Wesens. Ich kann auf sie ebensowenig verzichten wie auf meine Augen. Was die Augen für die äußere Welt sind, das ist das Fasten für die innere.

Mahatma Gandhi

Weitere Vorteile

- du gibst deinem Körper Zeit sich zu erholen
- dein Schlaf wird besser
- du bist weniger oft müde
- dein Stoffwechsel wird wieder angeregt und erhöht
- dein Immunsystem wird gestärkt
- Hungerattacken werden weniger und verschwinden sogar ganz
- Fördert Achtsamkeit und Disziplin
- Zeitersparnis (z.B. eine Mahlzeit weniger)
- Heißhungerattacken und Lust auf Süßes lassen nach
- Statistisch kein Jo-Jo-Effekt feststellbar
- Nüchterntraining beim Sport fördert Fettstoffwechsel (findet im Profisport Anwendung)
- Gut in Alltag integrierbar, ohne Mehraufwand
- Keine zusätzlichen Aufwände für besondere Nahrungen und Hilfsmittel wie bei „anderen" Diäten (Superfood, spezielle Nahrungsergänzungen, usw.)

"Das Fasten ist der Friede des Körpers."

Petrus Chrysologus, Bischoff

Nachteile

Nachteile des Intervallfastens sind bei gesunden Menschen keine bekannt. Hin und wieder wird von Nebenwirkungen berichtet (individuell unterschiedlich)

Müdigkeit: Diese ist oft abhängig von deinem persönlichen Ernährungsplan. Sie tritt meist abends auf. Nimm es als Gelegenheit früher schlafen zu gehen und deinem Körper die eventuell zusätzliche Energie zu geben, die er für Heilungsprozesse benötigt.

Hunger: Permanenter Hunger ist nur ein Phänomen der Umgewöhnungszeit. Sobald sich der Stoffwechsel umgestellt hat, verschwinden auch die Hungerattacken. Dein Körper lernt relativ schnell auf seine ausreichend vorhandenen Reserven zurückzugreifen.

Ungesunde Ernährung: Oftmals kannst du lesen, dass du deine Nahrungsmittel während des Intervallfastens frei wählen kannst. Das stimmt zwar, aber eine ungesunde und einseitige Ernährung, gerade zu Beginn des Intervallfastens, kann Nebenwirkungen hervorrufen: z.B. Kopfschmerzen, Mundgeruch oder Übelkeit. Nutze die Gelegenheit um auch mehr gesunde Ernährung zu integrieren.

Es gibt Menschen die Fasten oder speziell langanhaltendes Fasten als enormen Stress empfinden

Tipp:
Wenn du mit dem Intervallfasten beginnst, ist ein günstiger Zeitpunkt auch bewusst auf deine Ernährung zu achten. Vermeide Fertigprodukte, koche mit frischen und natürlichen Nahrungsmitteln, vermeide Zucker. Auch ist Intervallfasten nicht für jeden geeignet, denn es gibt ein paar Einschränkungen. Intervallfasten solltest du nicht wenn:

- du Diabetiker bist
- du untergewichtig bist
- wenn eine Schwangerschaft vorliegt
- während der Stillzeit
- wenn für dich gilt: ohne Frühstück geht es nicht
- wenn du bekannte Stoffwechselprobleme hast
- wenn du unter Hormonschwankungen leidest
- wenn du unter Blutzuckerschwankungen leidest

Bist du Diabetiker, heißt dies aber nicht sofort: Intervallfasten ist für dich nicht geeignet! Egal ob du Diabetiker bist oder ein anderes Krankheitsbild bei dir diagnostiziert wurde: besteht der Wunsch Intervallfasten in deinem Leben einen Platz zu geben, bitte konsultiere einen Arzt. Gemäß deinem ganz individuellen Gesundheitszustand kannst du mit deinem Arzt die Möglichkeiten des Intervallfastens besprechen und idealerweise begleitet er dich durch den Prozess. Wenn es für dich möglich ist, wähle einen Arzt aus, der sich mit Heilfasten auskennt.

Kann Intervallfasten süchtig machen?

Bekannt ist ja, dass wir in Phasen einer starken seelischen Belastung, Angst, übermäßiger Traurigkeit gerne zu Kohlenhydraten und Fetten greifen (Süßigkeiten und Snacks im Übermaß). Hieraus kann dann bei „anfälligen" Menschen schnell eine Sucht erwachsen. Die Frage, ob Intervallfasten süchtig machen kann, ist also nicht ganz so abwegig. Diese „anfälligen" Mensch können die psychischen Effekte, die das Intervallfasten mit sich bringt, als eine neue Möglichkeit entdecken, ihre Ängste, Stress und Traurigkeit zu bewältigen. Durch die stimmungsstabilisierenden Effekte des Intervallfastens, könnte es passieren, dass diese Menschen in eine Art Teufelskreis geraten. Sie sind dann bestrebt so lange wie möglich in diesem Hungerzustand zu bleiben und schaffen es nicht ohne Hilfe den Teufelskreis zu unterbrechen. So kann es vorkommen, dass das gesundheitsfördernde Intervallfasten zum Einstieg in eine massive Essstörung führt.

Risiken und Einnahme von Medikamenten

Risiken gibt es für einen gesunden Menschen beim Intervallfasten so gut wie gar nicht. Zumindest gibt es noch keine aussagekräftigen medizinischen Studien dazu. Dadurch, dass es sich beim Intervallfasten ja um kurze und kontinuierliche Fasten Phase handelt und du dich in den Essensphasen gesund und ausgewogen ernährst, wird dein Körper auch weiter mit allen lebensnotwendigen

Nährstoffen versorgt. Viele der sogenannten Wunderdiäten verweigern dem Körper ja diese oder jene Gruppe an Nährstoffen. Hier entstehen dann leicht Mangelerscheinung und die Gefahr eines „Hungerstoffwechsel" ist überaus groß. Aber beachte bitte immer: ist bei dir eine Krankheit diagnostiziert, nimmst du täglich Medikamente oder hast du bereits Diabetes, konsultiere bitte erst deinen Arzt und besprich dein Vorhaben mit ihm! Der Stoffwechsel reagiert während des Fastens nämlich ganz anders. Deine normale Dosierung an Medikamenten kann während des Intervallfastens auf einmal zu hoch sein und Nebenwirkungen oder gesundheitliche Komplikationen können auftreten. Hier sind vor allem Medikamente wie Betablocker (Blutdruck senken), Blutverdünner, (ASS, Aspirin, Ibuprofen, usw.), Entwässerungstabletten, Antibiotika, Cortison, Schmerzmittel und Rheuma Medikamente. Medikamente auf einen leeren Magen zu nehmen, stellt immer ein Risiko dar, aber gerade im Fasten ist es besonders wichtig, die notwendigen Medikamente nach dem Essen mit reichlich Wasser einzunehmen. Eine gute Alternative für Beruhigungs- und Schmerzmittel sind gerade im Intervallfasten z. B. Homöopathische Heilmittel. Aber auch die Anwendung von homöopathischen Heilmittel zu therapeutischen Zwecken sollten unbedingt mit einem Arzt besprochen werden. Sollte der Arzt der Meinung sein, dass die Dosis der Medikamente während dem Intervallfasten reduziert werden muss, so ist es hierbei unbedingt notwendig dies nie allein und eigenmächtig zu machen.

"Jeder kann zaubern,
jeder kann seine Ziele erreichen,
wenn er denken kann,
wenn er warten kann,
wenn er fasten kann."

aus Siddharta, Hermann Hesse

Was gilt es zu beachten, damit Intervallfasten erfolgreich wird?

Intervallfasten erfordert gerade in der Anfangszeit, also in der Umstellungsphase, Selbstdisziplin und den Willen diese Zeit durchzustehen. Dabei können dir ein paar Tipps und Anregungen sicher helfen:

- Am besten mit kleinen Intervallen anfangen – sich langsam herantasten und den Körper an Fasten Phasen gewöhnen.
- Nach Möglichkeit den normalen Tagesablauf beibehalten.
- Suche dir für den Start einen Tag aus, an dem du auch die benötigte Zusatzenergie dafür aufbringen kannst. Z.B. an einem Wochenende.
- Gibt es Anzeichen einer Erkrankung oder ist eine solche bereits diagnostiziert, besprich bitte unbedingt vorher mit deinem Arzt, ob Intervallfasten für dich möglich ist, und wenn ja, welches Modell sich am besten für dich eignet!
- Abends nicht überessen, sonst hat man mehr Hunger am kommenden Morgen
- Du bist kein Außenseiter, sondern nimmt normal am Sozialleben teil.
- Keine Fressattacken nach dem Fasten. Du musst ein ausgelassenes Essen nicht wieder reinholen!

- Für den Kopf: eine ausgefallene Mahlzeit wird über die körpereigenen Fettreserven „gegessen".
- Halte dich an die einfachen Regeln der einzelnen Modelle und des Intervallfastens allgemein.
- Eine generell gesunde und ausgewogene Ernährung ist wichtig. Fast Food soll nicht mit Fasten kompensiert werden.
- Ausreichend Schlaf (für Körper und Geist- ausgeschlafen höhere Willenskraft)
- Negative Kalorienbilanz (langfristig zu wenig essen) vermeiden.
- Verspürst du ein extremes Hungergefühl (nicht mit Appetit verwechseln), dann hast du Zuwenig Kalorien zu dir genommen.
- Langeweile vermeiden, denn hier wird der Hunger bewusst, deshalb Hungerphasen auf interessante Tagesphasen legen, z.B. Arbeit.
- Bei Hunger viel Trinken (Tee, Wasser, beides ungesüßt), Kaugummi (zuckerfrei) kauen.
- Achte bitte allgemein IMMER auf eine ausreichende Flüssigkeitszufuhr!
- Auch ein warmes, zuckerfreies Getränk zwischendurch ist ein gutes Mittel gegen Heißhungerattacken.
- Kaffee ist erlaubt, aber sei trotzdem vorsichtig: Trinkst du morgens einen schwarzen Kaffee auf nüchternen Magen, dann reagiert dein Körper stärker als während des Tages denn es wird Adrenalin produziert und dadurch wird mehr Insulin ausgeschüttet. Tipp: starte deinen Tag mit einem Bulletproof Coffee. Das ist ein Getränk, das auf das Volk der Sherpas zurückzuführen ist. Es verspricht Energie und ein lang anhaltendes Sättigungsgefühl. Hierzu machst du dir einen

normalen Kaffee und gibst 1 TL Kokosöl oder MCT Öl (speziell hergestelltes Öl aus mittelkettigen Fettsäuren, die aber auch im Kokosöl sind) und ein TL Ghee (aus Butter hergestelltes Fett) oder Butter hinzu. Das ganze kannst du noch mit einem halben TL Zimt abschmecken. Dies soll aber nicht zum Standard werden, sondern nur zur Umstellung.

- Ändere nicht von Tag zu Tag deine Essenszeiten. Halte den Zeitabstand zwischen den Mahlzeiten ein, denn dein Körper wird sich über diese Regelmäßigkeit freuen.
- Falsches und zu schweres Essen macht müde.
- Auch regelmäßige Bewegung ist wichtig. Denn wenig Bewegung gibt deinem Körper das Signal „Versorgungsengpass" und er schnappt sich jede verfügbare Kalorie und speichert sie ab.
- Bei langen Fasten Phasen/Fastentagen (5: 2, 24 Stunden Fasten, ...) ist ja eine begrenzte Kalorienaufnahme (Frauen 500 kcal /Männer 600 kcal) erlaubt und auch wichtig.
- Beschäftige dich bewusst schon im Vorfeld mit den Regeln DEINES Fasten Modells (schreibe sie ggf. auf, bis du sie ganz verinnerlicht hast).
- Sollte die zuerst ausgewählte Methode doch nicht so richtig funktionieren (passt nicht wie erwartet in deinen eigenen Tagesplan oder ist zu schwer durchzuhalten), dann versuche es mit einem anderen Modell.
- Intervallfasten ist gerade in der Anfangszeit vor allem eine Sache der Einstellung: deine Selbstdisziplin, deine Willenskraft und dein Durchhaltevermögen sind gefordert!

- Sport am besten in der Fastenphase, frühestens 3h nach Mahlzeit- Vorsicht bei Schwindel oder Unwohlsein, es muss sich daran gewöhnt werden. (evtl. Kokosmus vor Sporteinheiten).
- Nicht ungeduldig sein/ zu viel auf einmal. Lieber langsam steigern.
- Erstelle dir einen Plan für eine Woche! Es gibt dir etwas „zum Festhalten", an dem du dich orientieren kannst, wenn z. B. eine Hungerattacke auch deinen Willen und deine Selbstdisziplin attackiert.
- Wenn du es richtig ernst angehen willst: entferne als Vorbereitung alle ungesunden Lebensmittel aus deinem Vorratsschrank und deinem Kühlschrank. Hier kannst du auch Willenskraft sparen, da du keine Wahl hast.
- Gib nicht zu schnell auf: jeder Körper gewöhnt sich unterschiedlich schnell an Fasten Phasen.
- Gliedere deine Form des Intervallfastens so in dein Leben ein, dass es sich gut anfühlt. So kannst du garantieren, dass der Umstieg gelingt und Intervallfasten bald etwas ganz Normales in deinem Tagesablauf ist. Es lohnt sich, denn du wirst die positiven Veränderungen in deinem Körper bald spüren!

Führe dir auch immer vor Augen: Intervallfasten, ist der freiwillige Verzicht auf Nahrung für eine bestimmte Zeit oder einen bestimmten Rhythmus. Diesen hast du dir ausgesucht und ja, in der Umstellungsphase kannst du Hunger bekommen. Lass das Hungergefühl nicht zum beherrschenden Gefühl werden, denn du weißt ja, wann du deine nächste Mahlzeit einnimmst. Zur Not kannst du während der Eingewöhnungsphase auch einen gesunden

Snack aus der zu dir nehmen. Aber bitte immer nur im Essensfenster! So können all die positiven Veränderungsprozesse in deinem Körper ungestört ihre Arbeit tun.

"Verzicht nimmt nicht.
Verzicht gibt.
Er gibt die unerschöpfliche Kraft des Einfachen."

Martin Heidegger, Philosoph

Welche Arten des Intervallfastens gibt es?

Grundsätzlich gibt es zwei Arten des Intervallfastens: Stunden-Fasten und Tages-Fasten. Hier unterscheidet sich in welchen Zeitintervallen gefastet wird. Entweder eine bestimmte Anzahl an Stunden pro Tag oder eine bestimmte Anzahl an Tagen in der Woche.

1:6

1 Tag (24 Std) Fasten
6 Tage normale, gesundheitsbewusste Ernährung
An 6 Tagen in der Woche kannst du dich gesund und ausgewogen ernähren und an einem Tag (24 Std) fastest du. Während deines Fastentages nimmst du ausschließlich ausreichend Flüssigkeiten zu dir (Tee, selbstgemachte Gemüsesäfte, Wasser). Wenn du „nur" 1 Tag in der Woche fastest, wirst du es etwas leichter haben, weil z. B. ständig wiederkehrende Hungerattacken (meist aber nur in der Phase der Umstellung) hier keine so große Rolle spielen. Dieser eine Fastentag pro Woche ist nicht dazu geeignet viel an Gewicht zu verlieren, tut aber dem Körper gut. Ernähre dich an den verbleibenden 6 Tagen bewusst gesund und ausgewogen.

Tipp:
Der Tag, der auf den Fastentag folgt, sollte nach Möglichkeit dein „Proteintag" sein. Wähle für diesen Tag bewusst proteinreiche Nahrungsmittel aus. Dies verstärkt den Effekt des Fastentages ein wenig.

2:5

2 Tage/Woche Fasten
5 Tage/Woche normale, gesundheitsbewusste Ernährung
5 Tage in der Woche ernährt man sich gesund und ausgewogen und an den noch verbleibenden 2 Tagen wird die Kalorienzufuhr auf ein Minimum reduziert. Richtwerte hierbei sind ca. 500 kcal bei Frauen und ca. 600 kcal bei Männern. Wichtig ist es hierbei, die beiden kalorienreduzierten Tage nicht direkt hintereinander zu legen. Du hast die Möglichkeit dir die 2 Tage/Woche auszusuchen, die für deine Person am sinnvollsten sind und auch am besten in deinen Wochenplan passen.

1:1

1 Tag (24 Std) Fasten
1 Tag (24 Std) normale, gesundheitsbewusste Ernährung
Dieses Modell kannst du als eine Steigerung nach einer erfolgreichen Gewöhnung an den 5: 2 Rhythmus sicherlich auch einmal ausprobieren. 1 Tag (24 Std) wird

normal und gesund gegessen und am Folgetag (24 Std) hältst du dich an die kalorienreduzierte Richtlinie des 5: 2 Fastens (Frauen = 500 kcal und Männer = 600 kcal). Sobald du dich an diesen Rhythmus gewöhnt hast, kann du auch die kalorienreduzierte Nahrung nach und nach reduzieren oder weglassen und nur kalorienfreie Getränke, eventuell eine Brühe zu dir nehmen. Wichtig: diese Methode ist nicht für Menschen mit gesundheitlichen Problemen geeignet oder für Anfänger. Du brauchst ein sehr hohes Maß an Selbstdisziplin und solltest deinen Körper in Bezug auf Nahrungsentzug auch schon etwas kennen.

16/8

16 Std Fasten
8 Std Essensfenster (3 Mahlzeiten)
Du fastest 16 Std und hast ein Fenster von 8 Std für deine Nahrungsaufnahme. In diesen 8 Std sind dann aber nur max. drei Mahlzeiten erlaubt (um den besten Effekt zu erzielen). Ideal ist es auch diesen Rhythmus mit deiner täglichen Schlafenszeit zu kombinieren. Eine mögliche Richtschnur wäre zum Beispiel: abends um 19 Uhr nimmst du die letzte Mahlzeit ein und die erste Mahlzeit gibt es dann am Folgetag um 11 Uhr. Im Prinzip über springst du das Frühstück. Deshalb eignet sich das 16: 8 Modell auch recht gut für dich, wenn du so gut wie nie frühstückst. Du kannst dir die 16: 8 Std. so einteilen, wie sie am besten in deinen individuellen Tagesplan passen. Diese Methode ist die am weitesten verbreitete und populärste Methode, da sie die optimale Fastenlänge hat um alle Vorteile ausspielen zu können, aber nicht zu viel, um dich

"unnötig" lange hungern zu lassen. Dies ist auch die Methode, dich ich für mich seit gut 3 Jahren erfolgreich anwende.

20/4

20 Std Fasten
4 Std Essensfenster
Die Methode 20 Std Fasten und ein Zeitfenster von 4 Std für die Nahrungsaufnahme wird auch „Warrior Diät" genannt. Während des 4 Std Fensters kannst du alles essen, was du magst. Damit die 20 Std Fasten Phase nicht zu lang wird, ist hier wie beim 1: 1 Fasten eine Kalorienaufnahme von 500 kcal bei Frauen und 600 kcal für Männer erlaubt. Obst, Säfte und Gemüse sind am besten geeignet.

36/12

36 Std Fasten
12 Std Essensfenster
Das Fasten im 36:12 ist eine große Herausforderung und nur für die wenigsten Menschen geeignet. Innerhalb von 12 Std (Genau festgelegt von 8 Uhr morgens bis 20 Uhr am Abend) erfolgt die Nahrungsaufnahme. Dann gibt es eine 36 Std Essenspause bis zum übernächsten Morgen. In dieser Pause ist eine ausreichende Flüssigkeitszufuhr sehr wichtig! Am übernächsten Morgen um 8 Uhr kann dann wieder Nahrung aufgenommen werden.

"Die Enthaltsamkeit nimmt aus dem Menschen das Maß, auf daß ihrem Leib nichts fehle, daß er aber auch nicht zu üppig werde."

Hildegard von Bingen, Universalgelehrte

So geht Intervallfasten!

Da jeder Mensch anders ist, gibt es auch keinen richtigen oder falschen Einstieg ins Intervallfasten. Es gibt Menschen, die sich in Schritten an das Intervallfasten herantasten. Andere können von einem Tag auf den anderen in dem von ihnen gewählten Modell ins Intervallfasten einsteigen. Nimm dir aber ein paar Tage Zeit, bis sich dein Körper daran gewöhnt. Hier sind aber ein paar Tipps und Tricks, wie dir der Einstieg ins Intervallfasten besser gelingen kann:

- Nimmst du generell 4 oder 5 Mahlzeiten (inkl. Snacks) am Tag zu dir, dann reduziere dies auf Frühstück, Mittagessen und Abendessen (streiche alle Zwischenmahlzeiten).
- Sobald du dich mit 3 Mahlzeiten am Tag wohl fühlst, dann kannst du damit beginnen, das Frühstück immer später einzunehmen.
- Vielleicht stellst du dann auch fest, dass du das Frühstück irgendwann eigentlich gar nicht mehr brauchst.
- Idealerweise besteht das Frühstück aus Rohkost, Smoothies, Salat usw.
- Als Mittagessen sind dann z. B. gesunde Fette ideal.
- Abends kannst du essen, worauf du Lust hast.
- Wichtig: verschiebe die Zeiten deiner Mahlzeiten so, wie du dich gut damit fühlst.

- Du wirst es spüren, wann du bewusst in dein gewähltes Modell einsteigen kannst.
- Ideal ist das 16: 8 Modell, da es am ehesten unseren Tagesrhythmus angeglichen ist.

Denke immer daran: du hast dich bewusst dazu entschieden Intervallfasten in dein Leben zu integrieren. In den Phasen, wo dich eine Hungerattacke überfällt, schau auf die Uhr, vielleicht sind es nur noch 60 Minuten bis zur nächsten Mahlzeit. Bleibe stark, lenke dich ab, kaue ein zuckerfreies Kaugummi, oder trinke einen warmen Tee oder Kaffee. Hältst du jetzt nicht durch, wird die Gewöhnung und Umstellung viel schwieriger, bei manchen Menschen sogar unmöglich, weil sie sehr schnell in alte Essensmuster zurückfallen. Wenn du durchhältst, steigert das nicht nur dein Selbstbewusstsein (ich habe die erste Hürde geschafft), sondern du fühlst auch die ersten positiven Veränderungen (durch bereits begonnene Entgiftung und Entschlackung)

Nachdem du dich an 3 Mahlzeiten am Tag gewöhnt hast, könnte dein Tag im 16: 8 Modell so ausschauen: Dein letzter Tag „normales" Essen endet am Abend mit einem Abendessen deiner Wahl. Achte darauf, dass du das Abendessen um 19 Uhr beendet hast.

- Nach 19 Uhr, bis dass du schlafen gehst, kannst du noch Tee oder Wasser trinken.
- **11:00 Uhr** und es ist Zeit dein Frühstück einzunehmen.
- Ingwertee wirkt als Fett Booster (kann den ganzen Tag getrunken werden), aber auch jeder andere Tee und Kaffee zum Frühstück sind erlaubt.

- **15:00 Uhr** und du kannst ein gesundes und sättigendes Mittagessen zu dir nehmen.
- Satt essen ist hier wichtig.
- Sollte sich der Hunger jetzt besonders bemerkbar machen, kannst du als Snack etwas Obst oder Gemüse naschen. Ein paar Nüsse oder Mandeln sind auch gut. Sollte die Sehnsucht nach Schokolade groß sein, dann kannst du auch einen Riegel Zartbitter Schokolade mit 85 % Kakaoanteil genießen.
- **19 Uhr.** Da du um 19 Uhr mit deinem Abendessen fertig sein solltest, ist es wichtig, dass du rechtzeitig mit der Zubereitung beginnst. Geh davon aus, dass du 15 Minuten zum Essen selbst brauchst.
- Obwohl du bei der Wahl deines Abendessens freie Wahl hast, wäre es sinnvoll gerade am Abend ein Low Carb Gericht zu wählen. Dies aus dem einen Grund, dass du im Laufe des restlichen Abends keine Insulinspritze (Hungerattacke) mehr bekommst.
- Von **19 Uhr bis 11 Uhr am Folgetag** kommt jetzt deine Fasten Phase.
- Am Abend und während des gesamten Tages ist es wichtig, dass du ausreichend trinkst und auch auf die Wahl deiner Getränke achtest. Eine Auswahl zeige ich dir in dem Rezepte-Teil.

Je nachdem wie sich dein Tag gestaltet, kannst du die Essenszeiten natürlich deinem Tagesablauf anpassen. Du kannst deine Fasten Phase von 16 Stunden auch so legen:
- 18 Uhr bis 10 Uhr
- 20 Uhr bis 12 Uhr
- 21 Uhr bis 13 Uhr

- 17 Uhr bis 9 Uhr
- …

Wenn du im Schichtsystem arbeitest oder immer nur die Nachtschicht arbeitest, planst du deine Mahlzeiten während deiner Arbeitszeit und die Fasten Phase in deine Schlafenszeit. Somit ist das 16: 8 Modell des Intervallfastens ein sehr flexibles.

Tipps:

- Vermeide eine negative Kalorienbilanz = es ist wichtig, dass du zumindest deinen täglichen Kalorien Grundbedarf deckst, da dein Körper sonst schnell in eine Unterversorgung kommt.
- Vermeide „Fressattacken" oder Binge-Eating (BES=Binge Eating Disorder-> Essstörung, die aus Essattacken entstehen kann), vor allem abends oder im Anschluss an die Fasten Phase.
- Verteile deine Kalorien gleichmäßig über den Tag und mache das ganz bewusst schon mit dem Beginn der Umstellung. So gewöhnst du dich nicht nur an den zeitlichen Rhythmus, sondern gleichzeitig auch an deine Essensportionen.
- Nimm weiter an deinem Sozialleben teil. Auch einem abendlichen Restaurantbesuch steht ja nichts im Wege, außer vielleicht der Zeit (Einhaltung des Zeitfensters ist wichtig).
- Hungerattacken innerhalb des Essensfensters, bekämpfst du am besten mit einem warmen Getränk, einem gesunden Snack aus der Liste oder indem du ein zuckerfreies Kaugummi kaust.
- Hungerattacken im Fasten Fenster kannst du nur mit einem warmen Getränk entgegenwirken.
- Schlafe ausreichend, denn während du schläfst, fühlst du keinen Hunger und gleichzeitig erholen

sich Körper und Geist und du hast wieder genug Energie und Willenskraft für den neuen Tag.

- Versuche nicht, ausgefallene Mahlzeiten „nachzuholen".
- Deine eigene Willenskraft ist gerade in den ersten Wochen sehr gefragt, da dein Körper eine solche Umstellung nicht immer einfach so hinnimmt.
- Mach dir immer bewusst: eine ausgefallene Mahlzeit wird aus deinem „Fettdepot" ergänzt
- gerade in der Anfangszeit bitte nicht auf Biegen und Brechen den eigenen Körper zu etwas zwingen.
- Die Ernährung sollte generell gesund und ausgewogen sein
- Es gibt also eine Menge Snacks, die gesund sind und zu einer ausgewogenen Ernährung als Snack in den langen Fasten Phasen zur Verfügung stehen.

Wie lange kann man Intervallfasten anwenden?

Wie bereits oben erwähnt ist das Intervallfasten keine Diät, sondern ein Lebensstil. Ist die Umgewöhnungszeit überstanden, ist der von dir gewählte Rhythmus sehr schnell dein Leben. Du hältst dich automatisch an deine Zeitfenster, ernährst dich auch bewusster und gesünder. Wenn dann nach kurzer Zeit auch noch die positiven Effekte, wie Gewichtsabnahme, weniger Müdigkeit, Ausgeglichenheit, ein rundum besseres Körpergefühl und vieles mehr hinzukommen, möchtest du auch gar nicht mehr anders leben. Es gibt keine zeitliche Begrenzung für das Intervallfasten! Aber trotzdem wird gerade an dieser Stelle noch auf ein paar Aspekte hingewiesen: Gerade in der Anfangszeit, wenn dein Körper sich an den anderen Rhythmus gewöhnt, kann es manchmal zu Abgeschlagenheit und dem Gefühl permanent hungrig zu sein, kommen. Dies ist aber meist nur von kurzer Dauer. Durchhalten ist jetzt wichtig. Dein Körper gewöhnt sich recht schnell an das Neue und der Hunger wird aus den Körperreserven gedeckt. Auch kann es in der Anfangszeit vorkommen, dass du abends schon früh müde bist. Nimm das einfach als Gelegenheit früher schlafen zu gehen. Leichte Übelkeit, Mundgeruch und Kopfschmerzen sind als anfängliche Nebenwirkungen auch schon beobachtet worden. Meist verschwinden sie aber schon nach kurzer Zeit wieder. Vorsicht ist aber geboten, wenn es eine Vorerkrankung wie Depressionen gibt, du dauerhaft einem erhöhten Stresslevel ausgesetzt bist oder eine Schwangerschaft vorliegt: Intervallfasten kann hier eher schädlich sein, da der Körper konstant mit Nährstoffen versorgt werden muss. Liegen Essstörungen (Zuckersucht, Bulimie, usw.) oder Depressionen vor, so sollte nicht allein mit dem Intervallfasten begonnen werden. Wird es unbedingt gewünscht oder ist es aus medizinischen Gründen notwendig, dann bietet es sich an, die Umstellung stationär einzuleiten und zu betreuen.

"Hunger reinigt oft besser Magen und Gemüt als jede übertriebene Schonkost."

Martin Gerhard Reisenberg, Diplom-Bibliothekar und Autor

Studien zum Intervallfasten im Sport

Wie bereits erwähnt, gibt es so gut wie keine wissenschaftlich fundierten Humanstudien zum Intervallfasten. Im Bereich Sport hingegen gibt es Studien, die sich mit Intervallfasten und Sport beschäftigen. Es gibt Hochleistungssportler (Marathonläufer, Kraftsportler, ...) die sogar davon berichten, dass sie bereits während dem Einstieg ins Intervallfasten die Konzentrationsfähigkeit gesteigert und der Körperfettanteil reduziert wurde. Auch das Schlafverhalten an sich wurde als wesentlich besser empfunden, wodurch das Gesamtbefinden verbessert und die Leistungsfähigkeit gesteigert wurde Eine Studie (1985 Metabolic responses to exercise after fasting. Dohm GL, Beeker RT, Israel RG, Tapscott EB) mit Leistungssportlern wurde folgendermaßen zusammengefasst: „Diese Ergebnisse zeigen, dass beim Menschen der Blutzuckerspiegel während des Trainings auch nach einer Fasten Phase und somit trotz des geleerten Leberglykogenspeichers auf einem normalen Level bleibt." Der Körper eines Sportlers holt seine Energie somit aus den Fettzellen und dies führt zu einer gesteigerten Fettverbrennung und Fettmobilisierung. Auch steigt der Spiegel an Wachstumshormonen in den Fasten Stunden an. Bei Frauen waren das im Durchschnitt 1.300 %, bei Männern sogar 2.000 %.

Eine Studie zu Intervallfasten bei Kraftsportlern kam im Jahr 2016 zu dem Ergebnis, dass die Kraftsportler, die im

Modell 16: 8 Intervallfasten praktizierten (3 Mahlzeiten um 13,16 und 20 Uhr) im Schnitt 1,6 kg an Körperfett verloren. Eine Vergleichsgruppe, die zur gleichen Zeit nicht fastete und die gleiche Menge an Kalorien mit 3 Mahlzeiten (8,13 und 20 Uhr) zu sich nahm, konnte keine Verringerung des Körperfettanteils aufweisen. Muskelmasse und Muskelkraft blieben bei beiden Gruppen gleich.

Eine Studie aus dem Jahr 2018 (Journal of the International Society of Sports) wählte ein Modell von 4:3. 4 Tage/Woche nahmen die Sportler 2.350 kcal/Tag zu sich, an 3 Tagen 1.300 kcal/Tag.

Nach 6 Wochen wurden Tests durchgeführt, die erstaunlich waren:
- 15 % weniger Körperfett
- 3 % mehr Muskelmasse
- verbesserte Laktatwerte
- niedrigere Herzfrequenz (bei gleichem Training)
- geringere Erschöpfung
- generell verbesserte Leistung
- schnellere Regenerationsfähigkeit

In einer weiteren Studie fasteten die Probanden 3,5 Tage. Erst danach wurde ihre sportliche Leistungsfähigkeit mithilfe verschiedener Parameter gemessen. Fast alle Werte waren durch das Intervallfasten nicht beeinträchtigt. Nur die isokinetische Kraft des Muskels reduzierte sich um ca. 10 %. Im Muskel arbeiten bei sportlicher Betätigung 2 Kräfte:
- Isokinetische Kraft (unter Bewegung, Kraft, die der Muskel aufwendet, wenn er z.B. ein Gewicht zu sich heranzieht oder wegdrückt).

- Isometrische Kraft (statische Kraft, Kraft, die aufgewendet wird, um z.B. ein Gewicht zu halten)

Es wird aber angenommen, dass der Verlust von 10 % isokinetischer Kraft, auf die 3,5 Tage lange Fastenperiode vor der Studie herrühren. Während einem normalen Fasten Rhythmus im Zuge des Intervallfastens wird nicht von einem solchen Kräfteverlust ausgegangen. Es scheint optimal zu sein, im nüchternen Zustand (z. B. während der 16 Std Fasten Periode) Sport zu machen. Hierbei spielt es keine Rolle, ob es ein Ausdauer- oder Krafttraining ist. Diese Methode ist im Laufsport auch unter dem Namen "Nüchternlauf" bekannt. Hier werden in der Wettkampfvorbereitung gezielt nüchterne Trainingseinheiten abgehalten um die Fettstoffwechsel, der in langen Läufen wichtig ist, zu trainieren. Nach dem Sport kann dann ganz normal die Essensperiode begonnen werden.

"Fasten führt zu einer tiefen Verbundenheit mit sich selbst, mit den anderen Menschen und mit der Natur, deren Luft wir atmen, deren Wasser wir trinken, die uns ernährt, von der wir also leben.
Aus dieser tiefen Verbundenheit mit allen und allem wächst die Bereitschaft, sich für Gerechtigkeit, Frieden und Bewahrung der Schöpfung einzusetzen."

Niklaus Brantschen

Epilog

So, liebe Leserin, lieber Leser, jetzt hast du all die Information, die du zum Starten brauchst. Du weißt all die Vorteile, warum es so sinnvoll ist und warum du es machen solltest (nicht versuchen- das ist schon im Voraus zum Scheitern verurteilt). Du weißt wie du am besten Starten solltest und auf was zu achten ist. Wie schon angekündigt kommt jetzt erst der eigentliche Teil, der dich deinem Ziel weiterbringt. Die Umsetzung! Das ist auch genau der Teil, an dem die meisten Menschen, in egal welchem Thema scheitern. Der Mensch ist ein Gewohnheitstier und will sich nur sehr ungern ändern. Das ist evolutionstechnisch bedingt auch sinnvoll da es energiesparend für den Höhlenmenschen war. Wenn man aber nichts aktiv ändert, kann sich auch nichts an deinem Leben ändern! Du allein bist für dein Glück verantwortlich. Mach dir das bewusst. Nicht das leckere Essen, der volle Terminplan oder zwickendes Knie sind dafür verantwortlich wie dein Leben aussieht - das bist ganz allein du. Das mag für dich vielleicht im ersten Moment falsch klingen. „Aber ich habe doch keine Zeit dafür, außerdem muss ich dies und das". Blablabla, mimimi. Gestalte diesen Satz doch mal anders: „Ich weiß noch nicht, wie ich meine Zeit besser einteilen kann. Zudem habe ich meine Priorität noch anderweitig verlagert und ich will dies und das." Und schon gleich macht dies einen ganz anderes Gefühl. Du kannst an jeder Situation etwas ändern, wenn du weißt wie, und dann die entsprechende Energie dort hineingibst. In diesem Sinne wünsche ich dir ganz viel Energie beim Ändern deiner Gewohnheiten. Vergiss auch nicht die kleinen Erfolge zu feiern. Du hast die ersten Fastenstunden oder Tage geschafft? Sei stolz auf dich! (Aber nicht gleich wieder mit Schokolade belohnen...) Lass dich von kleinen Rückschlägen nicht demotivieren, fang einfach wieder von vorn an. Immer und immer wieder, bist du es geschafft hast. Hol dir in den Momenten, wo es schwierig wird immer wieder deine Ziele zurück. Schreibe diese auf ein Blatt Papier (das hat eine enorme Wirkung!) und hänge es an die Wand. Am besten noch mit Bildern des Ziels (ebenfalls extrem wirksam) und du wirst wieder Kraft bekommen, die Umstellungsphase zu meistern. Zum Schluss will ich dir noch einen wertvollen Tipp mit an die Hand geben. Solche Umstellungen sind immer schwer, da wir hier unsere Gewohnheiten durchbrechen müssen. Solltest du hier Probleme haben oder scheitern, kann ich dir nur empfehlen nicht aufzugeben und dir noch eine Chance zu geben und zwar mit einem Online-Coaching. Bequem von zu Hause aus. Ich habe bisher schon einige Coachings in Anspruch genommen und war immer dankbar dafür. Du kannst einfach von einer erfahrenen Person Lernen und wesentlich schneller und leichter ins Ziel kommen. Ist deine Neugier geweckt, dann ist das genau das richtige für dich: **http://bit.ly/if-change ***

•Wie zufrieden warst du mit meinem Buch? Hat es dir gefallen? Wenn ja, würde ich mich riesig über eine kurze, positive Rezension auf Amazon freuen! Du unterstützt mich damit, noch mehr Menschen zu erreichen, damit sie ihr Leben zum besseren verändern können. Genau das ist meine Vision. Die Vorzüge dieser einfachen Methode so vielen Menschen wie möglich zu zeigen. Jeder hat ein gesundes und glückliches Leben verdient. Herzlichen Dank, dass du mich auf meinem Weg mit deiner

Rezension   unterstützt!
Wenn du noch Fragen oder Anregungen hast, wie ich
mein Buch noch weiter verbessern kann, freue ich mich
auch über deine persönliche Rückmeldung. Unter
drKnilch@gmail.com bin ich für dich da.

7 Tage Plan

Kennst du die 72 Stunden Regel? Diese sagt, dass alles, was du dir vornimmst umzusetzen, innerhalb von 72 Stunden begonnen werden muss, da sonst die Chance, dass das Projekt jemals umgesetzt wird auf ein Prozent sinkt! Deshalb solltest du deine Entschlossenheit sofort ausnutzen und durchstarten! Um dir den Start so einfach wie möglich zu machen, habe ich dir einen 7 Tage Plan mit Rezepten verfasst, an dem du dich entlang hangeln kannst. Wenn es dir lieber ist Zeit zu haben und in einem sicheren Umfeld zu beginnen, dann kannst du den Fastenbeginn auch auf das Wochenende legen. Deshalb verwende ich keine Wochentage, sondern nummeriere durch. Dieser Beispielplan ist für das 16:8 Fasten. Kann aber auch für die anderen Arten in abgewandelter Form verwendet werden. Alle Rezepte sind für eine Person gerechnet und jeweils unter 400kcal. Da die meisten Tagsüber bei Arbeiten sein werden habe ich das Frühstück und Mittagessen so gewählt, dass dies auch mitgenommen werden kann. Lass es dir schmecken und viel Erfolg!

Getränke:

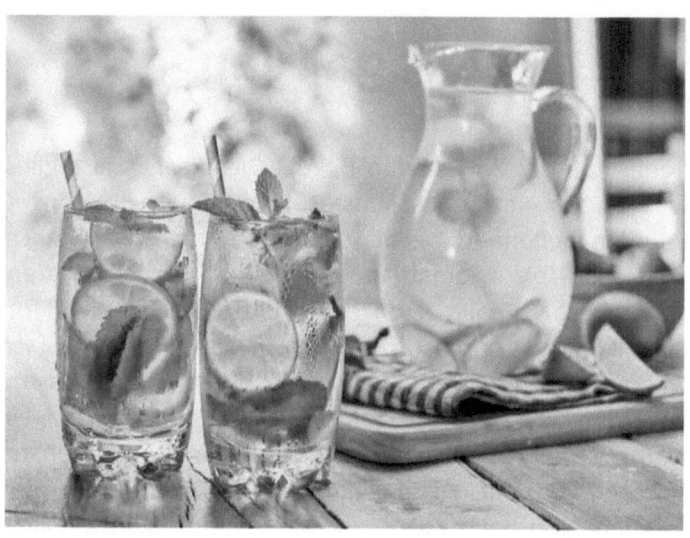

Ingwer Zitronen Tee (0 kcal)

Zutaten:
1 cm Ingwer
Wasser
Zitrone

Zubereitung:
1. Ingwer in dünne Scheiben schneiden. Zerschneiden Sie den Ingwer in Scheiben schneiden und mit 1 Liter kochendem Wasser übergießen.
2. Zitrone auspressen und dazu geben.
3. Auskühlen lassen oder direkt warm trinken.

Tipp: Etwas Zitronenmelisse hinzugeben und schon hast du eine frische Limonade.

Orangen Limonade (0 kcal)

Zutaten:
1 Orange
Wasser
1 Zitrone
Frische Zitronenmelisse

Zubereitung:
1. Orange und Zitrone auspressen und in 1 Liter Wasser hinzugeben
2. Frische Zitronenmelisse in kleine Stückchen schneiden und zugeben.

Infused Gurken Limonade (0 kcal)

Zutaten:
½ Gurke
Wasser
½ Zitrone
Frische Zitronenmelisse
Tiefgefrorene Beeren

Zubereitung:
1. Die Gurke in dünne Scheiben schneiden oder hobeln.
2. Blätter der Zitronenmelisse waschen und hinzugeben.
3. Kurz vor dem genießen noch gefrorene Beeren hinzugeben.

Fastentees:

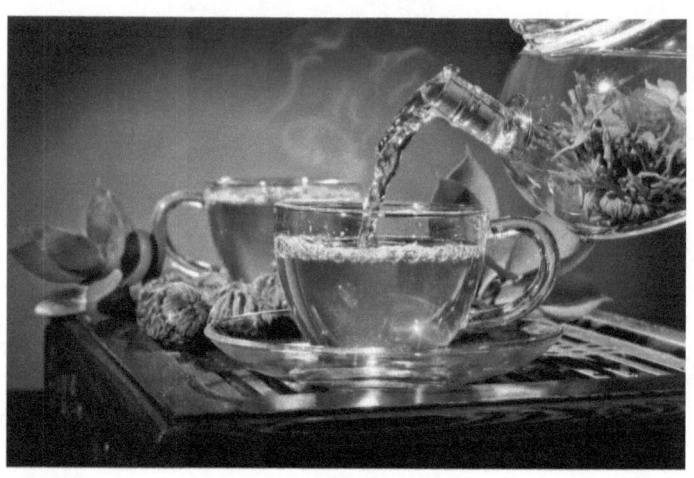

<u>Brennesseltee</u>- reinigt Blut und Gefäße
<u>Hafertee</u> - stärkend, ausschwemmend
<u>Mariendisteltee</u> - regt die Leberzellbildung an
<u>Löwenzahntee</u> - regt Stoffwechsel an
<u>Rosmarintee</u> - kreislaufanregend, erwärmend
<u>Himbeerblättertee</u> - wirkt entkrampfend
<u>Lindenblütentee</u> - schweißtreibend
<u>Birkenblättertee</u> - wirken durchspülend und leicht entwässernd
<u>Rooibuschtee</u> - mild anregend
<u>Pfefferminztee</u> - wirkt bei Verdauungs- und Magenproblemen
<u>Melissentee</u> - beruhigend (Abendtee)
<u>Johanniskrauttee</u> - stärkt das Herz, beruhigt die Nerven
<u>Hagebuttetee</u> - stärkt das Immunsystem

Tag 1

Frühstück: Smoothie mit Cashewkernen (303 kcal)

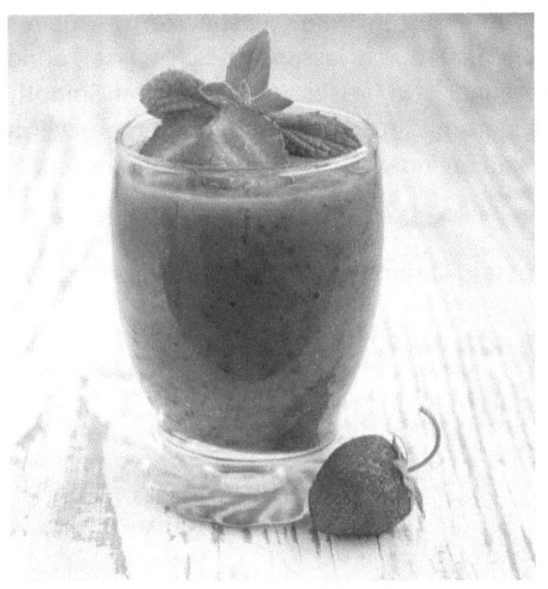

Zutaten:
150 g Erdbeeren oder Himbeeren, frisch oder TK
20 g Cashewkerne
Minzblättchen
1 Banane
1 EL Ahornsirup
200 ml Wasser

Zubereitung:
1. Banane schälen.
2. Die Cashewkerne mit dem Wasser im Mixer auf höchster Stufe pürieren.

3. Die restlichen Zutaten hinzufügen und noch einmal gut mixen.
4. Mit frischen Minzblättchen garnieren.

Tipp: Am besten die Cashewkerne über Nacht einweichen. Dadurch lassen sie sich besser pürieren, es wird cremiger und besser verdaulich. Der Smoothie kann auch super mit in die Arbeit genommen werden. Am besten kühlen, oder mit Tiefkühlobst zubereiten.

Mittagessen: Quinoa mit Tomate und Gurke (355 kcal)

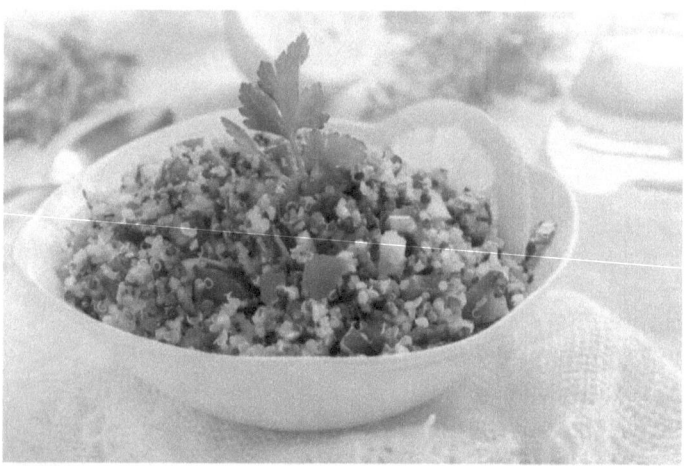

Zutaten:
50 g Quinoa
1/4 Gurke
1 Tomate
1 Paprika
1/2 Zwiebel
100 ml Gemüsebrühe
2 EL Petersilie

1 TL Zitronensaft
1 TL Olivenöl
Pfeffer

Zubereitung:
1. Den Quinoa unter fließendem, heißem Wasser waschen, 15 Minuten in der Gemüsebrühe kochen und anschließend 5 Minuten quellen lassen.
2. Zwiebel schälen und in kleine Würfel schneiden.
3. Gurke und Tomate in kleine Stücke schneiden und mit dem Quinoa in eine Schüssel geben.
4. Zitronensaft, Öl und Petersilie hinzufügen, würzen, gut umrühren und mit Petersilie garnieren.

Abendessen: Chinakohlpfanne (304 kcal)

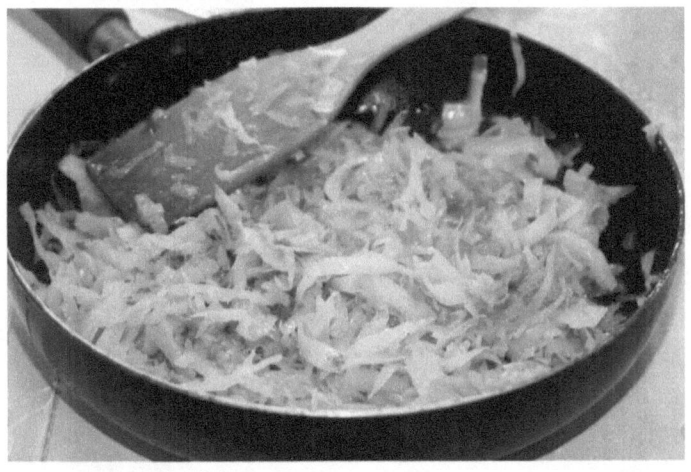

Zutaten:
300 g Chinakohl
3 Karotten
50 ml Gemüsebrühe

1 TL Bratöl
1 Zwiebel
20 g Walnüsse
Pfeffer
Kurkuma

Zubereitung:
1. Chinakohl putzen und in feine Streifen schneiden.
2. Möhren schälen und fein raspeln. Zwiebel schälen und würfeln.
3. Bratöl in einer Pfanne erhitzen und die Zwiebel darin andünsten. Anschließend das restliche Gemüse dazugeben und 5 Minuten anbraten. Zum Schluss mit der Gemüsebrühe ablöschen und weitere 5 Minuten bei schwacher Hitze köcheln lassen.
4. Nach Geschmack mit Salz, Pfeffer, Kurkuma würzen und mit gehackten Walnüssen garnieren.

Tag 2

Frühstück: Smoothie Bowl (362 kcal)

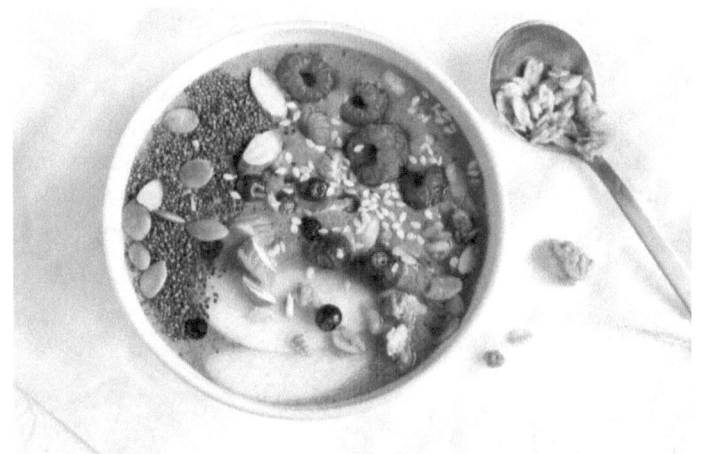

Zutaten:
1 gefrorene Banane
2 EL Sojaquark
1 TL Kokosflocken
125 g Beeren
2 EL zarte Haferflocken
1 TL Chiasamen
0,5 Granatapfel
50 ml Hafermilch
1 EL Knuspermüsli

Zubereitung:
1. Granatapfel entkernen und einen Teelöffel der Kerne mit ein paar Himbeeren für das Topping beiseitelegen.

2. Die gefrorene Banane, Beeren, Granatapfelkerne, Haferflocken, Hafermilch und Sojaquark in einen Mixer geben und alles gut pürieren.
3. Smoothie Bowl anrichten und mit den übrig gebliebenen Zutaten garniert servieren.

Tipp: Banane einen Tag vorher schälen und in einem Beutel einfrieren. Den Granatapfel am besten halbieren, die offene Seite einer Hälfte in der Hand über eine Schüssel halten und mit einem Löffel so lange auf die Hälfte schlagen, bis alle Kerne herausgefallen sind).

Mittagessen: Kartoffeleintopf (240 kcal)

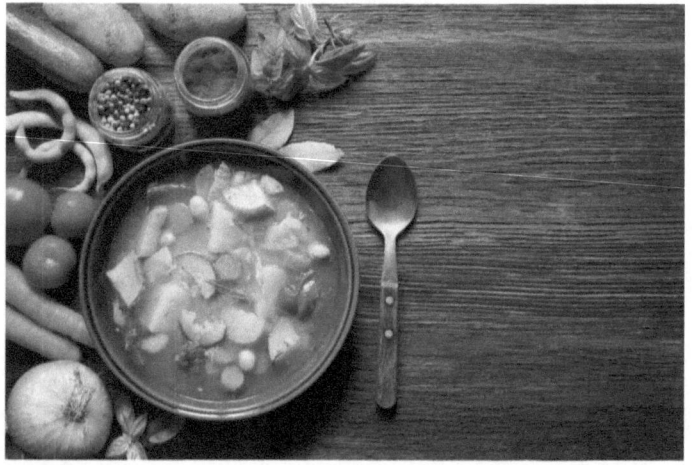

Zutaten:
200 g festkochende Kartoffeln
1/2 kleine Zucchini
1 Paprikaschoten
2 Karotten
0,5 Liter Gemüsebrühe

1 Zwiebeln
1 Zehen Knoblauch
1 Lorbeerblatt
1 EL Paprikapulver
Salz
Pfeffer

Zubereitung:
1. Zwiebeln und Knoblauch in kleine Würfel schneiden und kurz in einem Topf anbraten.
2. Karotten und Kartoffel in kleine Stücke schneiden und in den Topf dazugeben und ebenfalls kurz mit anbraten.
3. Die Gemüsebrühe in den Topf füllen und für 15 Minuten köcheln lassen.
4. Dann die Paprika und Zucchini in Streifen schneiden und ebenfalls in den Eintopf geben. Noch einmal 10 Minuten mit dem Lorbeerblatt köcheln lassen.
5. Abschließend mit Salz, Pfeffer und Paprikapulver abschmecken.

Abendessen: Orangen-Rotkohl-Salat (170 kcal)

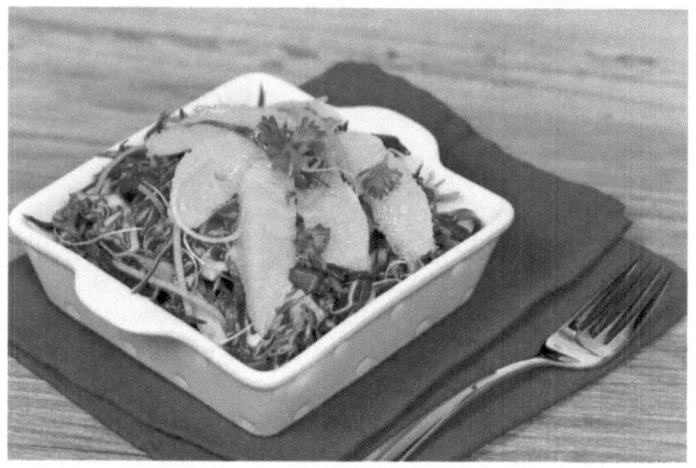

Zutaten:
1 EL Walnusskerne
1/4 Kopf Rotkohl (ca. 200 g)
1/2 Zwiebeln
1 EL Obstessig
1/2 EL Sonnenblumenöl
1 EL Rote-Bete-Sprossen oder Alfalfa-Sprossen
1/2 Bio Orangen
20 g getrocknete entsteinte Datteln
Salz
Pfeffer

Zubereitung
1. Nüsse in einer Pfanne ohne Fett anrösten und dann herausnehmen.
2. Rotkohl putzen, waschen, den Strunk herausschneiden und in feine Streifen schneiden.
3. Die Zwiebel schälen und in sehr feine Streifen schneiden oder hobeln

4. Anschließend den Kohl, Zwiebeln, Essig, Salz, Pfeffer und Öl mischen und mit den Händen kräftig durchkneten.

5. Die Sprossen waschen und abtropfen lassen.

6. Jetzt die Bio-Orange heiß waschen, abtrocknen und die Schale fein abreiben. Anschließend die Orange schälen und die einzelnen Segmente mit einem Messer enthäuten.

7. Die Datteln in dünne Ringe schneiden und die Nüsse grob hacken.

8. Den Rotkohlsalat mit Orangenschale, -filets und Orangensaft, Datteln und Nüssen mischen, abschmecken und mit den Sprossen garnieren.

Tag 3

Frühstück: Chia Samen-Smoothie mit Banane, Ananas und Spinat (310 kcal)

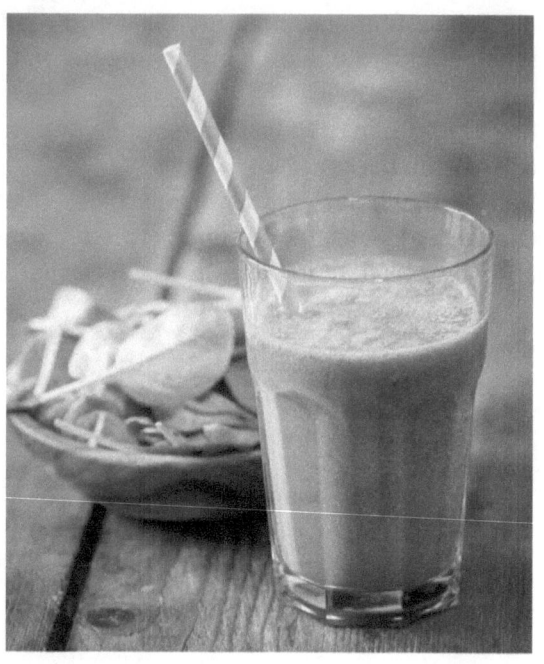

Zutaten:
250 g Ananas
1 Banane
50 g Blattspinat
100 g Salatgurke
150 ml Wasser
1 EL Chiasamen

Zubereitung:
1. Banane schälen und mit der Gurke in den Mixer geben. Je nach Mixer, vorab in Stücke schneiden.
2. Ananas schälen, Strunk entfernen und in grobe Stücke schneiden. Anschließend mit dem Spinat ebenfalls in den Mixer geben und auf höchster Stufe pürieren.
3. Die Chiasamen hinzufügen, alles noch einmal umrühren, 10 Minuten quellen lassen und genießen.

Mittagessen: Linseneintopf mit Möhren-Kürbis-Ragout (369 kcal)

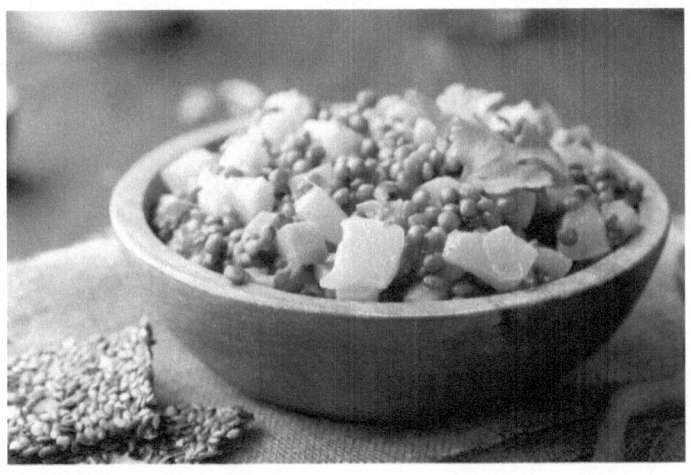

Zutaten:
250 ml Gemüsebrühe
1/2 Zwiebel Salz
100 g Kürbis
1/2 Knoblauchzehe
70 g Linsen, getrocknet
3 Karotten

30 ml Apfelsaft
1 TL Öl
Chiliflocken
1 Thymianzweig
Muskatnuss
Petersilie
Pfeffer

Zubereitung:
1. Die Karotten schälen, Kürbis entkernen und beides in Würfel schneiden.
2. Zwiebel und Knoblauch schälen und ebenfalls klein würfeln.
3. Öl in einem Topf erhitzen und das Gemüse mit dem Thymianzweig und Muskatnuss gewürzt ca. 2-3 Minuten andünsten. Anschließend mit Gemüsebrühe und Apfelsaft auffüllen, die Linsen dazugeben und ca. 15 Minuten zugedeckt köcheln lassen.
4. Mit Salz, Pfeffer und Chiliflocken abschmecken und mit Petersilie garnieren.

Abendessen: Italienisches Risotto (386 kcal)

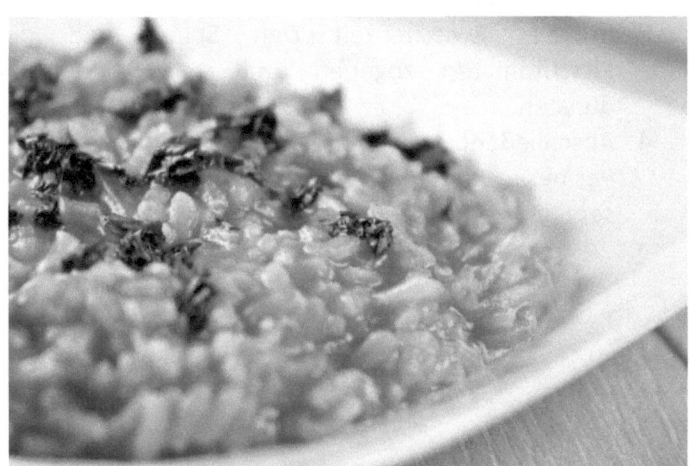

Zutaten:
40 g Vollkornreis
20 g Zwiebel
1 Knoblauchzehen
1/2 EL Rapsöl
1 getrocknete Tomaten
250 g Blattspinat (tiefgekühlt und aufgetaut)
150 g Kirschtomaten
1/2 EL Pinienkerne
20 g Parmesan
schwarzer Pfeffer (frisch gemahlen)
Salz

Zubereitung:
1. Den Reis in der doppelten Menge Salzwasser bei kleiner Hitze garen, abgießen und warm stellen.
2. Zwiebeln und Knoblauch schälen, in feine Würfel schneiden und in einer tiefen Pfanne in dem Öl

anbraten. Die getrockneten Tomaten in feine Streifen schneiden und zugeben.

3. In der Zwischenzeit Den Spinat und die Kirschtomaten zugeben und ca. 10 Minuten dünsten.

4. Abschließend mit Pfeffer und Salz würden, den Parmesan darüber reiben und mit Pinienkernen servieren.

Tag 4

Frühstück: Chia Pudding (366 kcal)

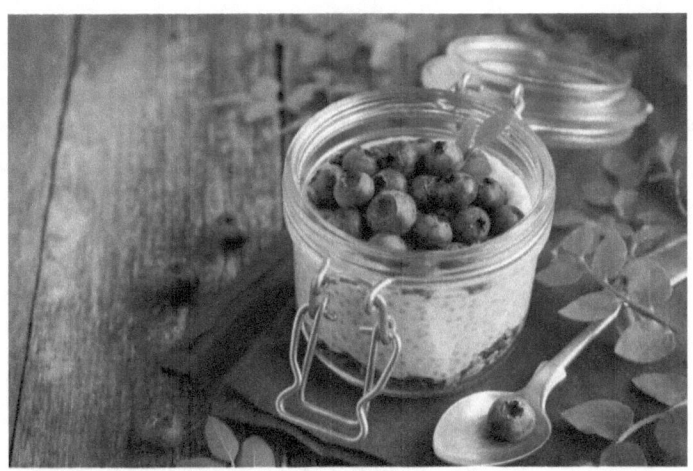

Zutaten:
100 ml Hafermilch
100 g Blaubeeren
2 EL Chiasamen
150 g Sojajoghurt
2 EL Haferflocken
1 TL Honig oder Agavendicksaft

Zubereitung:
1. Chiasamen mit der Hafermilch in einem Glas verrühren und für mindestens 10 Minuten quellen lassen.
2. Anschließend Haferflocken in das Glas füllen.
3. Den Sojajoghurt mit dem Honig und der Hälfte der gewaschenen Blaubeeren separat vermischen und

auf die Haferflocken geben und die Chiasamen zugeben.

4. Zum Schluss die restlichen Blaubeeren als Garnitur darauf verteilen.

Mittagessen: Basilikumnudeln mit Avocado-Pesto (373 kcal)

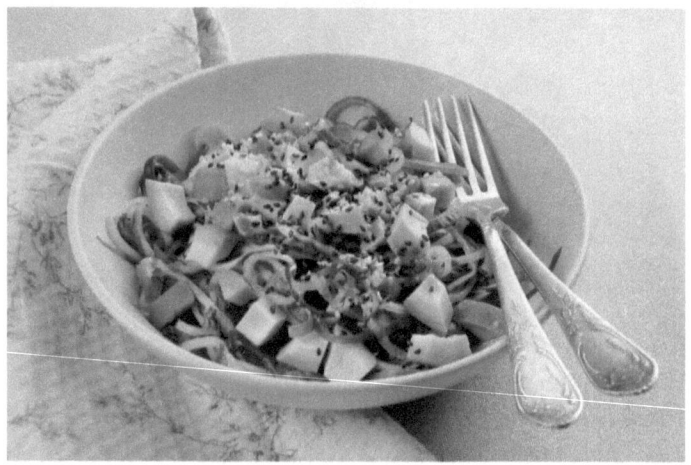

Zutaten:
1/2 Packung Kelp-Nudeln
1/2 reife Avocado
60 ml hochwertiges Olivenöl
125 g frischer Spinat
1 EL Basilikum
1 Knoblauchzehe
Salz

1. Die Nudeln gründlich waschen und anschließend für 30 Minuten im Wasser ziehen lassen, damit sie aufweichen können.

2. Mixe nun die restlichen Pesto Zutaten in einem Mixer oder einer Küchenmaschine, bis du eine gleichmäßige Paste erhältst.
3. Lasse die Nudeln abtropfen und garniere sie danach mit dem Pesto.

Abendessen: Chili sin Carne (347 kcal)

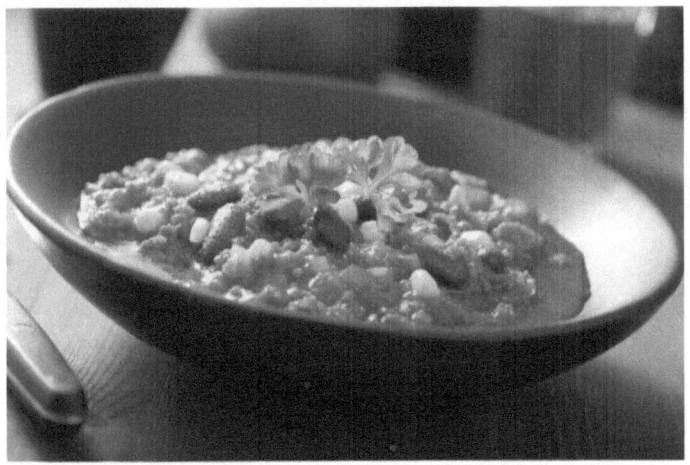

Zutaten:
80 g Sojagranulat
01/2 Zwiebel
250 ml Gemüsebrühe
120 g Tomaten
1/2 Knoblauchzehe
1/2 Paprika
50 g Mais
1 TL Rapsöl
1 TL Tomatenmark
Pfeffer
Kreuzkümmel
Paprikapulver

Zubereitung
1. Sojagranulat nach Packungsangaben zubereiten und mit dem Tomatenmark vermengen.
2. Zwiebel und Knoblauch schälen und fein würfeln.
3. Paprika entkernen mit den Tomaten waschen und in kleine Würfel schneiden.
4. Öl in einem Topf erhitzen und die Zwiebel- und Knoblauchwürfel mit den Paprikastücken 2-3 Minuten anbraten. Sojagranulat hinzufügen und weitere 4-5 Minuten braten.
5. Tomatenwürfel, Gemüsebrühe und Brechbohnen hinzufügen, würzen und noch einmal 10 Minuten köcheln lassen.

Tag 5

Frühstück: Porridge mit Birne und Walnüssen (380 kcal)

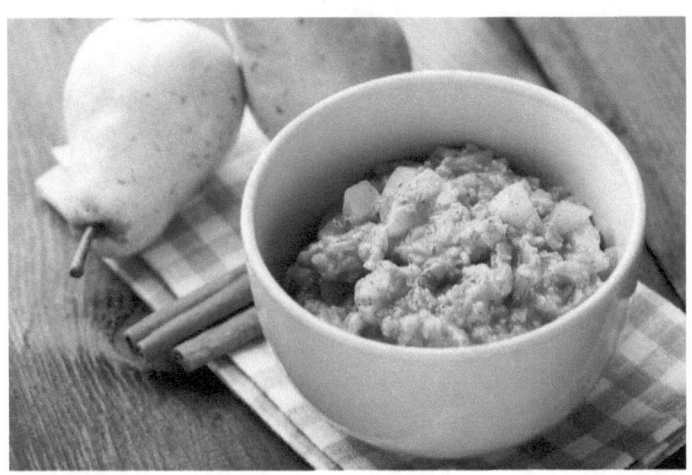

Zutaten:
25 g Haferflocken
10 g Walnüsse
150 ml Hafermilch
1 Birne
1 TL Chiasamen
Zimt

Zubereitung:
1. Walnüsse hacken und mit den Haferflocken, Chiasamen und Hafermilch in einem Topf kurz aufkochen und kurz bei niedriger Temperatur quellen lassen.
2. Birne entkernen und fein würfeln.
3. Das fertige Porridge mit Zimt abschmecken und die Birnenstücke unterheben bzw. darauf verteilen.

Mittagessen: Kichererbsen Eintopf (309 kcal)

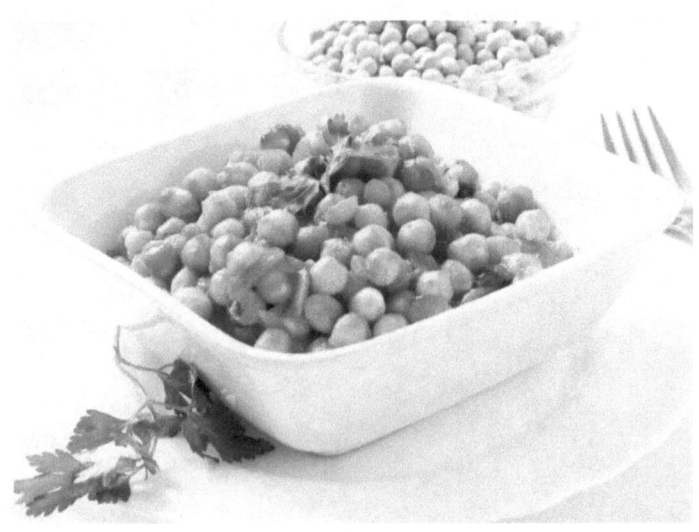

Zutaten:
50 g Kichererbsen (am besten aus dem Glas)
1 Kartoffeln
1 Paprikaschote
½ kleine Zwiebel
1/2 EL Oliven- oder Kokosöl
1/2 TL Gemüsebrühe-Pulver
1 TL Curry
1 kleiner Knoblauch
Salz
schwarzer Pfeffer

Zubereitung:
1. Die Kichererbsen unter fließendem Wasser abspülen.

2. In einen großen Topf geben, knapp mit Wasser bedecken und etwa 1/2 Stunden köcheln lassen.
3. In einer Pfanne das Öl erhitzen. Zwiebel und Knoblauch und bei mittlerer Hitze darin dünsten.
4. Kartoffeln würfeln und dazugeben, mit heißem Wasser bedecken, mit der Gemüsebrühe würzen und einmal aufkochen lassen.
5. Nach 5 Minuten die Paprikawürfel zugeben und etwa 10 Minuten garen lassen.
6. Abschließend mit den Gewürzen pikant abschmecken.

Abendessen: Gebackener Blumenkohl: (308 kcal)

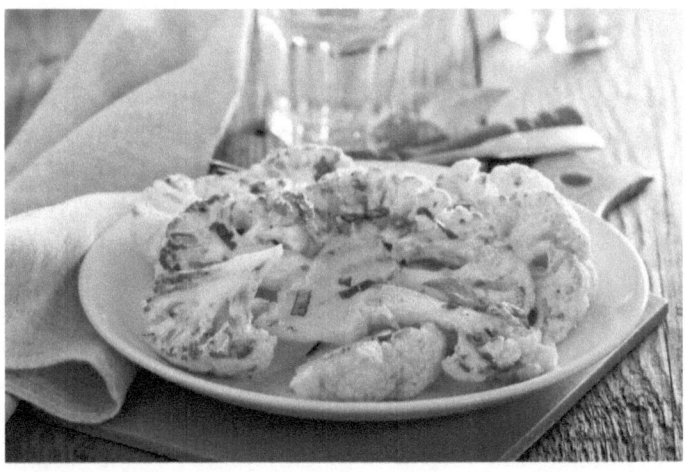

Zutaten:
200 g Blumenkohl (1/4)
50 g Mandelblättchen - fettfrei rösten
300 ml Gemüsebrühe
½ TL schwarze Senfsamen
1/2 EL Erdnussöl

Korianderblätter
70 ml Hafersahne
1/4 EL Tamari (Sojasauce)
5 g Ingwer - reiben
1/2 TL Kurkuma
1/2 TL Currypulver
1-2 cm Chiliringe
Salz
Pfeffer

Zubereitung:
1. Gemüsebrühe zum Kochen bringen. Den Blumenkohl putzen und in größere Röschen schneiden und in die Brühe geben und für 5 min angaren.
2. Den Backofen auf 180 °C /Umluft vorheizen.
3. Öl zusammen mit den Fenchel und Senfsamen sowie mit etwas Salz und Pfeffer in eine Auflaufform geben, die Blumenkohlröschen dazugeben und alles gut miteinander vermengen.
4. Für 20 Min. im Backofen garen.
5. Kurkuma und Curry in einer fettfreien Pfanne langsam anbraten, bis sich ein aromatischer Duft entwickelt. Dann den Ingwer und die Chiliringe dazugeben.
6. Unter Rühren alles kurz anschwitzen, mit der Sahne auffüllen, Tamari dazugeben und aufkochen lassen. Dann vom Herd nehmen, mit Salz und Pfeffer abschmecken und beiseitestellen.
7. Nach ca. 20 Min. den Blumenkohl aus dem Ofen nehmen: Mit der Sahne Sauce übergießen, mit Mandelblättchen bestreuen und nochmals für 5 Min. in den Ofen stellen.

Tag 6

Frühstück: Basischer Frühstücksbrei (397 kcal)

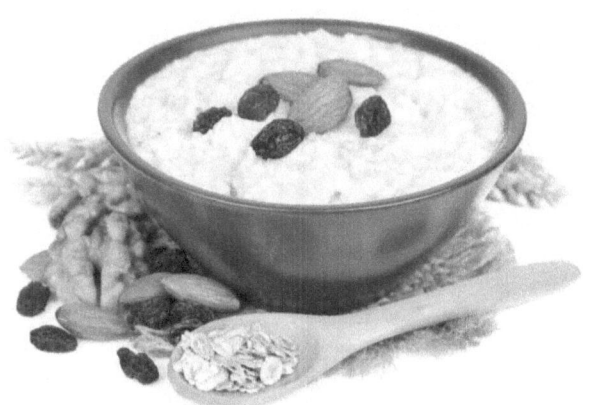

Zutaten:
1 Karotte
1 Apfel
1 Banane
1 EL Mandeln
1 TL Rosinen

Zubereitung:
1. Karotte und Apfel schälen (entkernen) und raspeln.
2. Alle Zutaten in einen Mixer geben oder mit einem Pürierstab bis zur gewünschten Konsistenz pürieren.

Mittagessen: Reissalat mit Cherry-Tomaten (313 kcal):

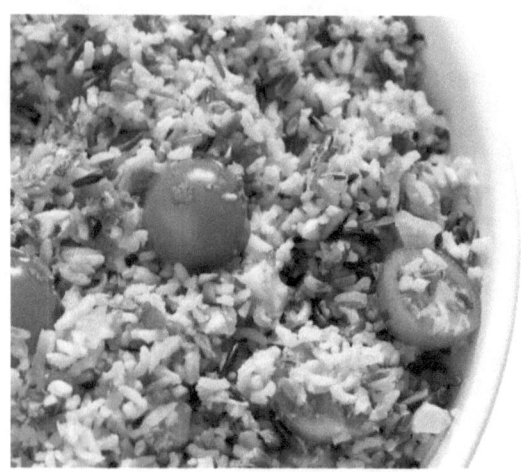

Zutaten:
50 g Reis
4 Cherrytomaten
50 g Zuckermais)
1/2 EL Olivenöl
1/2 EL Balsamico Essig
1/2 EL Honig oder Agavendicksaft
1-2 EL fein gehackter Koriander
Salz
Pfeffer

Zubereitung:
1. Den Reis entsprechend der Zubereitungsempfehlung kochen.
2. Für das Dressing alle flüssigen Zutaten und Gewürze in einer Salatschüssel kräftig verrühren.
3. Den Reis, den Mais und die Tomaten dazugeben und alles gut miteinander vermengen und würzen.

Abendessen: Kartoffel-Maronen-Suppe (331 kcal):

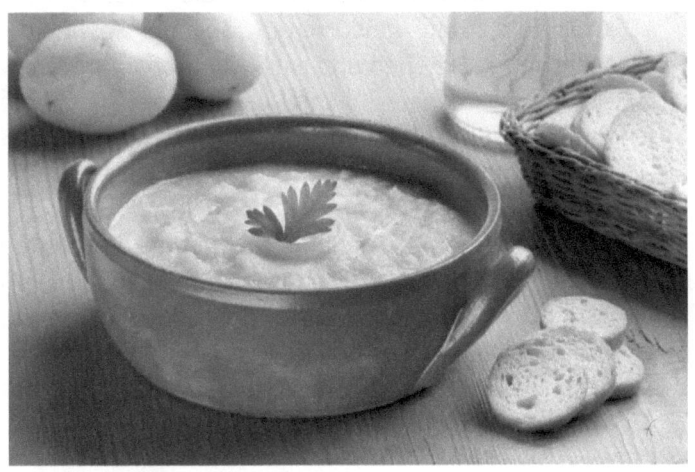

Zutaten:
60 g Kartoffeln
60 g Sellerieknolle
1/2 Karotten
50 g gekochte Maronen
1 Schalotten
0,5 cm frischer Ingwer
1/2 kleine rote Äpfel
1 EL Kokosöl
0,25 Liter Gemüsebrühe
1/4 TL Majoran – gerebelt
1 kleine Prisen Muskatnuss
1 Spritzer frischer Zitronensaft
Salz
Pfeffer

Zubereitung
1. Öl in einem Topf erhitzen und die geschnittenen
   Schalotten, geriebener Ingwer und gepresster

Knoblauch unter Rühren darin anschwitzen. Dann die geraspelten Karotten, die gewürfelten Kartoffeln, den gewürfelten Sellerie sowie die Maronen dazugeben und ca. 6 Minuten anbraten.

2. Die geriebenen Äpfel unterheben, die Gemüsebrühe einfüllen, mit Majoran würzen und ca. 15 Minuten leicht köcheln lassen; dabei ab und zu umrühren.

3. Salz und Pfeffer dazugeben und weitere 5 Minuten leicht köcheln lassen. Anschließend mit einem Stabmixer etwa die Hälfte der Suppe pürieren, sodass sie eine fein-cremige Konsistenz entsteht.

4. Abschließend mit Zitronensaft beträufeln und mit Majoran-Blättchen bestreut servieren.

Tag 7

Frühstück: Mandel Shake (141 kcal):

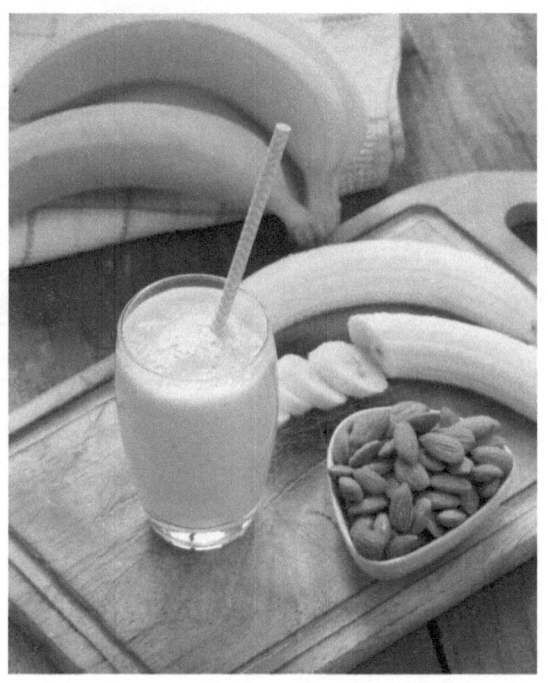

Zutaten:
Für den Shake
250 ml Mandelmilch
1 große Banane
2 Prisen Zimt
eventuell etwas Ahornsirup oder Honig

Zubereitung:
1. Alles zusammen Mixer in einem Mixer pürieren.
   Alternativ dazu einen Pürierstab verwenden.

Mittagessen: Bunter Gartensalat (282 kcal):

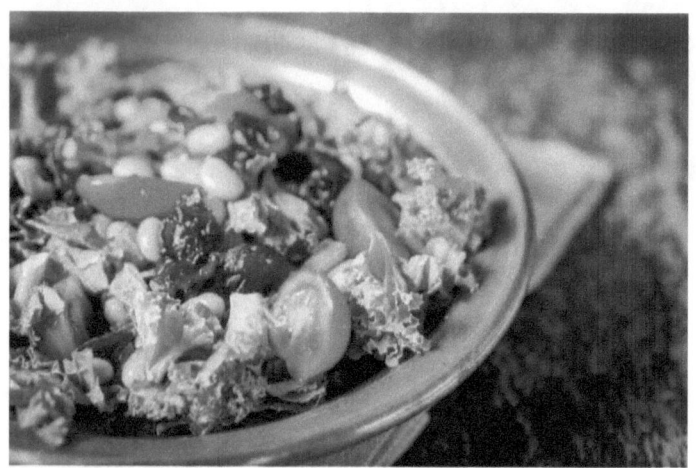

Zutaten:
50 g Grünkohlblätter (ohne Stiel)
50 g Weißkohl
50 g Cherrytomaten
50 g Weintrauben
25 g Karotte
1/2 EL Sonnenblumenkerne
1/2 EL Kürbiskerne
1 EL Olivenöl
1-2 EL frisch gepresster Zitronensaft
1 EL Bio Balsamico Essig (gerne auch Apfelessig)
Salz
Pfeffer

Zubereitung
1. Den Grünkohl 3 Minuten blanchieren, über ein Sieb abtropfen lassen und in feine Streifen schneiden. Den Weißkohl waschen und ebenfalls in Streifen schneiden oder hobeln.

2. Alle Dressing-Zutaten in einer Salatschüssel verrühren. Zuerst den Grün- und Weißkohl unterheben, dann alle weiteren Salatzutaten dazugeben und gut vermengen.
3. Gartensalat mit Sonnenblumen- und Kürbiskernen garniert servieren.

Abendessen: Spinat mit Sesam und Tofu (381 kcal):

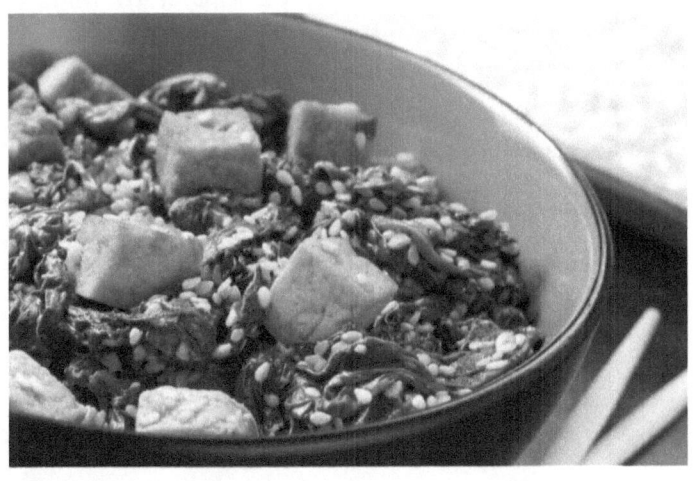

Zutaten:
200 g frischer Blattspinat
1/2 Zwiebel
150 g Tofu
1/2 Knoblauchzehe
1 TL Sesamsamen
1 TL Öl
Kreuzkümmel
Kurkuma
Salz

Zubereitung:
1. Den Spinat waschen und trocknen.
2. Zwiebel und Knoblauchzehe schälen und in Würfel schneiden.
3. Tofu abtropfen lassen und ebenfalls in Würfel schneiden.
4. Öl in einer Pfanne erhitzen und die Zwiebel-, Knoblauch- und Tofuwürfel 3 Minuten anbraten.
5. Spinat dazugeben, mit Salz, Kurkuma und Kreuzkümmel würzen und den Spinat 1-2 Minuten weiter braten, bis er zusammengefallen ist.
6. Abschließend mit Sesam bestreuen.

Gutes Gelingen, viel Erfolg und lass es dir schmecken!

*Affiliate Link: Ich bekomme beim Kauf eine kleine Provision, du zahlst aber nichts extra.

Quellennachweise:
https://www.ndr.de/ratgeber/gesundheit/Gesund-abnehmen-mit-Intervallfasten,fasten224.html
https://eatsmarter.de/ernaehrung/gesund-ernaehren/intervallfasten
https://www.fitundgesund.at/intervallfasten-artikel-2727
https://www.fastenkreativ.at/lebenselixier-fasten/was-passiert-beim-fasten-im-k%C3%B6rper/
https://www.ncbi.nlm.nih.gov/pubmed/3536834
https://www.ncbi.nlm.nih.gov/pubmed/18779282

http://fitstrongsexy.de/meine-erfahrung-mit-intermittierendem-fasten-ein-30-tage-experiment/

https://www.ncbi.nlm.nih.gov/pubmed/3622486

https://www.zentrum-der-gesundheit.de/

https://heilfasten-portal.com/fachartikel-fasten/autophagie-entschlackung-zellen.html

http://www.3sat.de/mediathek/?mode=play&obj=78304

https://www.wdr.de/tv/applications/fernsehen/wissen/quarks/flash/5_2_dia et/assets/pdf/hintergrund.pdf

merkur.de/leben/gesundheit/intervallfasten-anleitung-erfolgreich-klappt-abnehmen-168-oder-zr-8562462.html

ndr.de/ratgeber/gesundheit/Gesund-abnehmen-mit-Intervallfasten,fasten224.html

stern.de/gesundheit/gesund-leben/eckart-von-hirschhausen/intervallfasten--die-besten-tipps-von-eckart-von-hirschhausen-7890164.html

fitforfun.de/abnehmen/diaeten/intermittierendes-fasten-abnehmen-durch-teilzeit-fasten-168027.html

ernaehrungsstudio.nestle.de/wohlfuehlgewicht/gesundabnehmen/intervallfa sten

wunderweib.de/168-intervallfasten-die-8-stunden-diaet-9352.html

bildderfrau.de/diaet-ernaehrung/diaet-abnehmen/article210381323/Dauerhaft-schlank-So-funktioniert-Intervallfasten.html

Intervallfasten: Dieses Buch zeigt Ihnen wie Sie durch intermittierendes... Kathrin Sommer

Intervallfasten: Wie Sie durch intermittierendes Fasten den Stoffwechsel... Vital Experts

INTERVALLFASTEN 16:8 für Anfänger: Gesund & schnell zur Traumfigur! Mit... Sophia Lichtenberg

Intervallfasten Rezepte: Das Kochbuch für Intervallfasten Cäcilia Bronner

Vegetarisch Abnehmen: Diätplan für 4 Wochen mit 84 vegetarischen Rezepten... Peter Kmiecik,...

Vegetarisch: Vegetarische Rezepte zum Abnehmen Manuel Winter

Vegetarisch abnehmen mit der Low Carb Diät und Sport: Das Praxisbuch: Low... Scott Wilbertz

Ketogene Diät für Vegetarier: Stoffwechsel beschleunigen & gesund abnehmen... Mario Baumann

Intermittierendes Fasten Kochbuch: 71 gesunde und leckere Rezepte unter 400...Lucia Frohbrock

https://www.chefkoch.de/rs/s0/abnehmen/Rezepte.html

https://www.lecker.de/rezepte-zum-abnehmen-und-geniessen-59509.html

https://www.brigitte.de/rezepte/diaet-rezepte/brigitte-diaet--gesunde-rezepte-zum-abnehmen-10012946.html

https://www.fitforfun.de/rezepte

Krone Zeitung, Fit durch Verzicht

Der Jungzelleneffekt- wie wir die Regenerationskraft unseres Oganismus aktivieren. Dr. Slaven Stekovic, edition a Verlag

https://www.vip.de/cms/intervallfasten-star-diaet-mit-erfolgsgarantie-4138616.html

https://www.stern.de/gesundheit/gesund-leben/eckart-von-hirschhausen/intervallfasten--die-besten-tipps-von-eckart-von-hirschhausen-7890164.html

https://www.religionen-entdecken.de/lexikon/f/fasten-im-judentum

Hottenrott K und Hottenrott L, Intermittierendes Fasten und Sport, Schweizerische Zeitschrift für Ganzheitsmedizin, 2017;29:265268

Maughan RJ, Fasting and sport: an introduction., British Journal of Sports Medicine, 2010 Jun;44(7):473-5

Ferguson LM et al, Effects of caloric restriction and overnight fasting on cycling endurance performance., Journal of Strength and Conditioning Research, 2009 Mar;23(2):560-70

Pons V et al, Calorie restriction regime enhances physical performance of trained athletes, Journal of the International Society of Sports Nutrition, 2018 15:12

Tinsley GM et al, Time-restricted feeding in young men performing resistance training: A randomized controlled trial., European Journal of Sport Science, 2017 Mar;17(2):200-207.

Moro T et al, Effects of eight weeks of time-restricted feeding (16/8) on basal metabolism, maximal strength, body composition, inflammation, and cardiovascular risk factors in resistance-trained males., Journal of Translational Medicine, 2016 Oct 13;14(1):290

Chaouachi A et al, Effects of Ramadan intermittent fasting on sports performance and training: a review., International Journal of Sports Physiology and Performance, 2009 Dec;4(4):419-34

Chaouachi A et al, The effects of Ramadan intermittent fasting on athletic performance: recommendations for the maintenance of physical fitness., Journal of Sport Sciences, 2012;30 Suppl 1:S53-73

Chennaoui M et al, Effects of Ramadan fasting on physical performance and metabolic, hormonal, and inflammatory parameters in middle-distance runners, Applied Physiology Nutrition and Metabolism, 34(4):587-594 August 2009

Wenes KA et al., Breakfast is associated with enhanced cognitive function in schoolchildren. An internet based study, Dezember 2012, Appetite

Brauer M, Fit Strong Sexy, 15 Februar 2016,

Dohm GL et al., Metabolic responses to exercise after fasting, Oktober 1986, J Appl Physiol

Lieberman HR et al., A double-blind, placebo-controlled test of 2 d of calorie deprivation: effects on cognition, activity, sleep, and interstitial glucose concentrations, Am J Clin Nutr. 2008 Sep;88(3):667-76

Knapik JJ, Jones BH, Meredith C, Evans WJ, Influence of a 3.5 day fast on physical performance, 1987, Eur J Appl Physiol Occup Physiol

Intermountain Medical Center Heart Institute, Routine periodic fasting is good for your health, and your heart, study suggests, 3. April 2011, EurekAlert

Sparding Sven, Wedler Erika, i am fasting, intermittent fasting und Sport, (abgerufen 27.10.2018)

Berkhan Martin, The Leangains Guide, (abgerufen 28.10.2018)
Stcher Katrin, Ein nüchternes Intervalltraining Sinn oder Unsinn, (abgerufen 28.10.2018)
https://www.paleo360.de/rezepte/bulletproof-coffee/
https://eatsmarter.de/abnehmen/news/bulletproof-coffee
Fotos: www.depositphotos.com

www.ingramcontent.com/pod-product-compliance
Lightning Source LLC
Chambersburg PA
CBHW031255280526
45784CB00004B/1865